花样女人
得靠养

鞠芳凝 编著

中国医药科技出版社

内容提要

女人过了四十，步入中年阶段，正是应该开始关注养生的时期。中年女性如何养生才能留住自己的健康与美丽？这是许多女性关心的话题。本书从中医养生的视角，结合西医理论，依据中年女性的身心特点，倡导天然、健康的调理和保养的新时尚，并介绍了如何塑造由内到外的健康身体，以及好肤色、好身材的新方法。书中内容通俗易懂、简单实用，充满浓厚的生活气息，而且不乏时尚感。

图书在版编目（CIP）数据

花样女人得靠养 女人四十不衰老的活法／鞠芳凝编著 . —北京：中国医药科技出版社，2016.1

ISBN 978 - 7 - 5067 - 7711 - 7

Ⅰ.①花… Ⅱ.①鞠… Ⅲ.①女性 - 养生（中医） - 基本知识 Ⅳ.①R212

中国版本图书馆 CIP 数据核字（2015）第 161160 号

美术编辑 杜 帅
版式设计 李 雯

出版 中国医药科技出版社
地址 北京市海淀区文慧园北路甲 22 号
邮编 100082
电话 发行:010 - 62227427 邮购:010 - 62236938
网址 www. cmstp. com
规格 710×1020mm¹/₁₆
印张 14. 5
字数 178 千字
版次 2016 年 1 月第 1 版
印次 2016 年 1 月第 1 次印刷
印刷 香河县宏润印刷有限公司
经销 全国各地新华书店
书号 ISBN 978 - 7 - 5067 - 7711 - 7
定价 32. 00 元
本社图书如存在印装质量问题请与本社联系调换

前言

人到中年，女性的身心都处于一个转变时期，对外，她们渴望参与社会生活，实现自身价值；对内，她们又扮演着妻子、母亲、儿媳等多重身份，需要承担起家庭责任。不同角色之间的切换让女性朋友们疲于应对，使她们压力越来越大，逐渐黯然失色。

然而，也总有一种女性，她们像酒，越陈越香。时间并没有拿走什么，却给了她们一份独特的沉郁与优雅，这种韵味让她们经久不衰，历久弥新。女人到了四十，应该学会享受绚丽之后的平静，盛开过后的内敛；应该懂得调适自我，灵活取舍；应该保持健康与自信，去拥抱人生最精彩的阶段。

精彩不是一个简单的词汇，它代表着一种生活方式、生活选择，甚至是追求精彩的一种积极心态。

女人四十该怎么养？本书从多个角度为您做了详细的解读，皮肤呵护、运动得当、濡养气血、卵巢保养、排毒抗氧化、穴位按摩、生活细节等，几乎涵盖了女性生活的方方面面，并对生活中常见的诸多困扰提出了实用性的指导，手把手教您如何保养身体，如何缓解生活压力，如何保持女性魅力。可以说，本书为您提供了一个简单而全面的保健计划。全书贯穿了中医学对中年女性保健的独到认识，包括食疗和中医药治疗，并为您一一细致讲述保持中年健康的秘诀以及如何预防和改善中年人常见疾病的方法。希望这些知识能为您构筑起一道抵抗衰老、保持美颜的"铜墙铁壁"。做花样女人，就要懂这些活法儿。

编 者

2015 年 11 月

目录

第三章

女人养生就要养气血

第四章

五脏健康，人体才不老

第五章

保养卵巢是女人的不老法宝

第六章

排毒和抗氧化，一个都不能少

第七章

穴位按摩，做自己的健康专家

第八章

细节决定品质，健康的生活习惯早养成

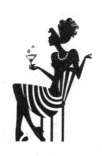

PART ONE 第一章

皮肤好，才不显老

让老年斑来得再晚一些

　　当女性迈入"四十大关"后，可能会发现自己的脸颊突然多了好多褐色斑点，或许我们不愿意相信，更不想承认，但这确实是老年斑，它是身体内脏开始衰老的象征。其实，老年斑不仅仅出现在脸颊、手臂上，还有可能出现在大脑中、黏附在血管上，引起智力和记忆力的迟缓和减退，加快形成血管纤维性病变，引发高血压、动脉硬化、心肌梗死、心脏病等。老年斑的出现并不是孤立的，它往往伴随着其他的老化症状，进而给人一种老态龙钟的感觉。

　　至于老年斑产生的原因，就目前研究来说，主要有以下两点。

　　第一，老年斑是人体内自由基长期对组织细胞发生过氧化反应或是长期侵蚀生物体而形成的。随着年龄的增长，人体内具有抗过氧化作用的过氧化物歧化酶的活性降低了，自由基的活力相对增加，体内细胞和脂肪氧化严重，长期积累，便会形成老年斑。

　　第二，老年斑的产生与饮食结构有关。不合理的饮食结构，使得动植物脂肪及蛋白质摄入的比例失调，导致一种脂褐质的微小颗粒堆积于皮肤表层和基底层细胞中。这种看似棕色的颗粒其实就是脂质过氧化反应的产物。再加上细胞功能衰退，衰老和死亡的器官细胞丧失了其特有的分解和排异功能，从而导致过量的棕色颗粒堆积于局部的细胞基底层内，形成我们肉眼看到的老年斑。

　　其实，这些斑点，在中医五行之中属木，木对应人体肝脏。肤色偏黄，颧骨部位容易长斑、出痘痘，眉间或是太阳穴的青筋突起或暴露，都

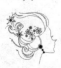

是肝脏虚弱的表现。因此，要想让老年斑来得晚一些，最本质的方法就是维护肝脏的良好运行。

肝脏负责人体的排毒系统，能够净化血液，及时排出身体中的垃圾。如果肝脏的排毒功能无法良好进行，那么，人体必然会由于毒素累积而肤色发青，长斑或出痘。

中医建议，应多吃黄绿色食物，以促进人体排毒系统及时更新，或是经常置于森林等有"木"的地方，促进肝功能的改善，利于肝气抒发。

日常生活中常见的有益肝脏的食物有菠菜、蛤蜊、猪肝等，其中含有丰富的维生素、叶绿素、纤维素，能够有效协助器官发挥其排毒作用。另外，适量食用西瓜，也能改善面部潮红的症状。

在护肤方面，女性要多使用纯植物成分的护肤品，可以促进表层皮肤及时排毒，让面色看起来更清爽、更纯净，当然美白类护肤品也不可少，它能有效减轻色素沉着。

老年斑的预防

1. 坚持养护皮肤

这个年龄段的女性要尽量避免日光中紫外线的直接照射，日常生活中更要与染发剂、化学洗涤剂等对皮肤伤害较大的有毒物质保持一定的距离。除此之外，要养成坚持按摩、推拿肌肤的良好习惯，尤其是面部、手背及上肢等容易生长老年斑的部位，以激发局部细胞的活力。

具体的操作方法是：

第一步，先用左手轻拍右手背部，直至皮肤出现微红，再用右手轻拍左手背部。左右手交替轮换，每次拍打约5分钟左右，每日3~5次即可。

第二步，双手互搓直至发热，然后用擦热的双手揉搓整个面部，由下至上，再由上至下，擦至面部有温热感即可，每日1次。

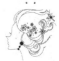

2. 合理安排饮食

第一，要特别安排好动植物脂肪的摄入比例。一般情况下，动植物脂肪的正常摄入比例是 1∶2。

第二，多蔬菜水果，少油腻、少煎炸。研究发现，多吃蔬菜和水果能有效减少老年斑的出现，或是延缓老年斑出现的时间，其中以洋葱的抗斑效果最佳。洋葱含有丰富的营养物质，尤其是所含的硫质和维生素，能有效清除体内多余垃圾，改善器官功能，恢复细胞活力。专家建议：中老年人最好每周吃 2~3 次洋葱，对于女性老年斑的出现有很大的缓解作用。具体的操作方法是：取新鲜洋葱 1 个，切丝，置于凉白开水中浸泡一刻钟后沥干水分，置于盘中，加入适量白醋，直至醋液完全没过洋葱，然后搅拌均匀，即可食用。

第三，多吃高纤维素的食物。高纤维的食物可促进大便通畅，优化人体排毒状况，防止有害毒素被人体重复利用。特别是莲子、红枣、核桃、黑芝麻、黑木耳等食物，一方面可以补充人体锌、锰等微量元素的流失和不足，同时还能促进肌肤细胞更新。

第四，多吃富含维生素 E 的食物。维生素 E 能够有效阻止不饱和脂肪酸生成脂褐质色素，从而有效减缓动脉硬化斑和老年斑的发展。专家建议，每天服用维生素 E100 国际单位，同时适量搭配维生素 C，长期坚持，效果显著。同时，动物肝脏也是不可或缺的部分，能够补充人体维生素 A，增强机体抵抗氧化的能力。

3. 药物治疗

这个时期的女性可内服一些维生素 C 片、维生素 E 片、β - 胡萝卜素以及硒化合物、谷胱甘肽等具有良好抗氧化作用的药物，能够有效延缓细胞衰老，增强组织活力，抑制褐脂质的产生。另外，一些具有防衰抗氧化效果的中药材也是良好的补益品，如人参、黄芪、山楂、补骨脂、何首乌等。

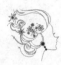

老年斑的治疗

1. 银耳鹌鹑蛋

银耳50克置于水中浸泡，鹌鹑蛋3枚置于锅中煮熟，然后将二者一同放入锅中，添入少量黄酒、味精、盐，用文火煨炖，熟烂后喝汤食蛋，对改善老年斑大有裨益。

2. 云南白药

将云南白药稀释于白酒中摇匀，蘸取此酒适量涂抹于斑点处，每天坚持数次，老年斑即可自行脱去，不留疤痕且无副作用。

3. 鸡蛋清

将鸡蛋清涂抹于斑点处，每天数次，通常一周后即可见效。

4. 米仁

取米仁40克左右，放入锅中煮熟或蒸熟，然后添入适量白糖，一次性吃完。坚持服用，多数老年斑症状较轻者二个月左右即可痊愈，症状较重者要持续服用。

5. 黑木耳

取黑木耳适量，洗净后焙干研成粗末，每日餐后取3克用热汤送服。多数老年斑症状较轻者，一个月后即可见效。

6. 芦荟汁

取三年生的芦荟适量，挤出汁液涂抹于老年斑部位，每天坚持，早晚各一次。通常老年斑轻者一个月后即可痊愈，情况较重者颜色也会由深变浅。

7. 姜片蜜水

取生姜3片置于杯中，添加200~300毫升的热水浸泡3~5分钟后，添入蜂蜜适量并搅拌均匀，焖片刻后即可饮用，可代茶饮，频频服用。长期坚持，脸部和手背处的老年斑会有明显改变或颜色变浅、斑点缩小。

8. 红枣

取干红枣 7 枚，洗净烘干后研成细末，再取适量白凡士林油和红枣末搅拌均匀，调成膏状。每晚睡前洗脸后，将药膏轻轻涂抹一层，第二天早起洗掉即可。长期坚持，对预防和治疗老年斑有奇效。

9. 丝瓜汁

将丝瓜榨汁，取汁约 100 毫升，倒入 2000 毫升的温水里，摇匀，置于瓶中，每天洗脸时蘸取适量，能够护肤控油、改善毛孔粗大，对于面部出现的各类斑点都有良好的改善作用。

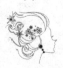

不要松弛要紧致

女人四十，一方面要照顾双亲，一方面要培养孩子，家里家外，忙进忙出，买菜做饭，洗衣拖地……每天都有忙不完的家务活。白领女性更多了工作的压力，领导、同事、客户和业绩。巨大的精神压力，会导致内分泌失调，同时还有可能过早地出现绝经、性能力下降等表现。尤其是长期减肥的女性，长期的营养不良、蛋白质缺乏更易使脑垂体功能衰退，在导致激素分泌不足的同时，使卵巢等生殖器官萎缩，进而退化。

另外，女性一过四十，荷尔蒙分泌会大大减少，天然骨胶原蛋白也会大量流失，早年累积下来的肌肤问题，都在这个时段里加速涌现：皮肤不再紧致，出现笑纹、眼袋、颈纹；皮肤油腻，尤其是 T 字部油脂分泌旺盛，毛孔粗大，整个人看上去毫无光泽；有些女性还会因排毒不好或内分泌失调而过早出现黄褐斑、老年斑等。

因此，四十岁左右的女性，马上行动起来吧，每天多给自己五分钟，在操持生活之余认真照顾一下自己的肌肤。

补充蛋白，恢复肌肤弹性

我们肌肤的表层有两种蛋白质，一种是胶原蛋白，另一种是弹力纤维蛋白。胶原蛋白在皮肤中呈现为一种透明胶状物，像果冻一样，含有人体所必需的多种氨基酸，就像是一张细密的弹力网，能够将皮肤中的水分牢牢锁住，从而建起一个水量丰沛的"皮肤水库"，源源不断地向基底层提

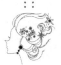

供水分来滋养肌肤。女性在 25 岁之前，肌肤表层中的这两种蛋白质都含量丰富，所以肌肤看起来有弹性，光滑平整，水润健康。随着年龄的增长，尤其是四十岁的女性，在经过了月经、生育、哺乳、紫外线损伤、气候变化等状况后，皮肤中的胶原蛋白逐渐流失，胶原弹力网断裂，致使"皮肤水库"像洪水决堤一样，水分大量流失，尤其是干燥的秋冬季，各种皮肤问题就更加明显了。因此，女性在日常保养过程中，要注意选择具有提高肌肤弹力、促进胶原纤维生产力的护肤品和保健品，外部护理和内部口服，双管齐下，效果更佳。

淋巴排毒紧肤按摩

首先，用除大拇指以外的 4 个手指轻轻按压太阳穴到颊骨的部位。

其次，用同样的手法按摩眼睛周围，从内眼角向外眼角方向延伸。

再次，用两手的大拇指从下颌的中间部位向耳下按摩，因为下颌部位有重要的淋巴结，坚持按摩，对改善脸部线条大有裨益。

最后，用中指适当按压耳垂后的凹陷处，然后顺着脖子的颈骨向下按摩。耳后的凹陷处通常被成为"耳下腺"，这里是最容易堆积老旧废物和人体垃圾的部位，经常按摩能够促进身体排毒，使肌肤焕发活力。

自制紧肤面膜

1. 维 E 柳橙面膜

做法：取一个柳橙榨汁，再取一颗维生素 E，用针戳破挤出油，与柳橙汁搅拌均匀，然后添入 8 克面粉和匀即可。

使用方法：洁面后，将面膜均匀涂抹于面部，静敷 20 分钟左右，用手指将已经微干的面膜搓掉，再用清水将脸洗净即可。每周敷 1~2 次，长期

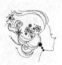

坚持，能够有效紧致肌肤、缓解皱纹，延缓皮肤衰老。

2. 珍白敷

做法：取一枚鸡蛋，只留蛋白，加入适量珍珠粉，搅拌均匀。

使用方法：睡前将脸洗净后，将液体均匀涂抹于脸部、颈部，注意避开发际、眉毛等部位，并用手轻轻揉按脸部穴位5分钟左右。第二天醒来后，用温水洗净即可。中性肌肤每周1次。此款面膜能够收缩毛孔、美白肌肤、预防各类皱纹和斑点。

"小动作"提拉双颊

世界上没有"老"女人，只有懒女人。无论是上班族女性还是家庭主妇，每天只需要花上短短10分钟，做几个简单的小动作，就能在潜移默化中提拉紧致，防止脸颊两侧皮肤下垂。

第一，用除了拇指之外的其他手指从额头中央开始，双手往左右两边的太阳穴"点拉"，然后再从额心出发至左右发际往上轻轻提拉。

第二，深吸气鼓起脸部双颊，用双手拳头的背部以画顺时针圆圈的方式轻轻揉压双颊，5秒后呼气放松，休息片刻后继续，重复数次。

第三，嘴巴呈"O"字形，双手展开并尽力将鼻子往上提，上唇尽量往下拉，保持这个姿势3~4秒，然后恢复原状，重复数次。

第四，脸部保持微笑状，右嘴角向上拉，同时右眼做眨眼姿势，保持5秒后恢复原状。这个动作要左右交替进行。

第五，张大嘴巴发声：啊、哦……交替进行，发声的同时保证嘴巴张到最大。

最好的美白品其实就藏在食物中

女人四十，内分泌和卵巢功能逐渐减弱，皮肤容易干燥、暗淡、无光泽。而且这个年龄的女性即将进入更年期，因脑垂体前叶功能一时亢进致使植物神经功能紊乱而易于兴奋或情绪低落，眼睑部分较易出现黑色的晕圈，眼尾也开始显现鱼尾纹。一些爱美的女性便会使用各种各样的美白产品，或者通过做美容、水疗等，甚至服用保健品的方式来挽救自己的皮肤。其实，最好的美白保养品就藏在食物中，它具有神奇的保健力量，远不是保健品、美容品能够替代的。今天，我们就给您推荐一些健康美白的小食谱！

瓜果充盈人体皮肤，防止干燥和衰老

1. 樱桃——能使面部皮肤嫩白，祛斑抗皱

自古以来樱桃就是美容圣品，其含有丰富的维生素 C，可抑制皮肤内酪氨酸酶的活性，有效减少黑色素的形成，从而使皮肤白嫩，黑斑消退。同时，樱桃还具有极高含量的铁，是山楂铁含量的 15 倍、苹果铁含量的 20 倍，有助于补充人体气血，促进血液循环。除此之外，樱桃还能够平衡皮肤酸碱性，活化细胞，延缓肌肤衰老。

2. 柠檬——促进肌肤新陈代谢，改善色素沉着

柠檬含有丰富的维生素 B_1、维生素 B_2、维生素 C 以及大量有机酸、柠檬酸，具有很强的抗氧化作用，对于肌肤常见的色斑、黯哑、粗糙等问

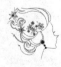

题有极大的改善作用。柠檬可以促进肌肤新陈代谢，改善因皮肤老化而引起的松弛、下垂、皱纹等现象。柠檬中富含的维生素 C 和磷、铁等矿物质，不仅具有美白皮肤、淡化色斑的作用，还能有效预防动脉硬化，缓解血管老化的问题。日常生活中我们可以将柠檬榨汁后，添入冰糖，搅拌均匀饮用即可。

3. 橄榄——提高皮肤细胞对抗外界侵害的免疫力

橄榄树早在古希腊时代，就是生命与健康的象征。橄榄在美容健体和护肤抗皱方面具有突出的效果，尤其是橄榄叶精华，能有效提高人体肌肤细胞活力，增强抵御外界侵害的免疫力；橄榄果实中含有一种酚化合物，具有强烈的抗氧化作用，与油橄榄苦素结合后，能提供给肌肤以双重的抗氧化保护。

4. 胡萝卜——含有丰富的果胶物质

胡萝卜多年来被誉为"皮肤食品"，一直受爱美女性所青睐。胡萝卜能够润泽肌肤、改善细胞活力，尤其是其中的果胶物质，能与人体中的有毒物质——汞相结合，从而将有害成分顺利排出体外，使肌肤看起来细腻红润有光泽。另外，不得不提的是，胡萝卜中的 β 胡萝卜素，对于预防和改善肌肤中的黑色素沉淀、清除多余角质具有良好的促进作用，能够抵抗氧化，美白肌肤。

推荐：胡萝卜汁液。将新鲜胡萝卜放入搅拌机中榨汁后，取 20 毫升左右的汁液，于每日早晚洗脸后拍脸，至完全吸收，再将手部涂少许植物油，轻拍。除此之外，也可以将鲜胡萝卜汁内服，每日饮用一杯，可促进体内的维生素 A 的转化，强健皮肤，改善常见的面部问题。

5. 黄瓜——预防皮肤老化，减少皱纹

黄瓜味道鲜嫩，清香脆爽，富含多种人体生长发育和正常生命活动所必需的氨基酸、维生素等，不仅能为肌肤提供足够的营养，还可以有效延缓皮肤衰老，对抗皱纹。除此之外，黄瓜中的果酸，更是能起到清洁肌肤、抵抗雀斑、缓解皮肤过敏的强大作用。

推荐：黄瓜粥。将 100 大米克淘洗干净，放入锅中，加水 1 升后，开火蒸煮；同时，取适量生姜，拍碎后与大米一同蒸煮。期间取 2~3 根黄瓜，洗净后切片备用。待米烂后将切好的黄瓜片放入，煮至汤浓时，添入适量食盐，搅拌均匀即可享用。每日 2 次温服，可以消除雀斑，美白保湿。

6. 柚子——所含柠檬酸已被广泛应用于护肤领域

相关科学实验证明，涂抹柚子味香水的女性会被男性误认为她们比实际年龄小 6 岁。尤其是柚子中的柠檬酸，能够有效促进坏死细胞及时排出体外，改善肌肤代谢功能，从而使皮肤保持润泽。

7. 葡萄——保湿防衰的上品

葡萄中含有大量的葡萄多酚、宁酸、柠檬酸等，这些物质都具有良好的抗氧化功能，可以深层滋润皮肤，阻断自由基发生氧化，从而有效延缓衰老，起到收敛、保湿及柔润的作用。同时，葡萄果肉中还富含维生素 B_3，对于抵抗人体衰老以及促进皮肤细胞更新有着巨大的作用。

8. 石榴——抗氧化作用强烈，带皮榨汁美白效果更显著

娇艳欲滴的红石榴经过科学实验已经被证实具有强烈的抗氧化作用。石榴中所含的鞣花酸，可以使细胞免受环境污染、UV 射线的辐射，同时活化细胞，延缓肌体衰老。相关研究也表明：鞣花酸在防辐射方面的功能比红酒、绿茶中的多酚物质更有效。

三种滋阴润燥、养颜美白的"蛋"

女人过了四十岁以后，"岁月的痕迹"逐渐明显，皮肤开始老化。此时，仅涂抹护肤品已经是远远不够的了，护肤品充其量只能是减缓水分的蒸发，不仅不能从根本上改善人体衰老的进程，还有可能因加重人体皮肤代谢负担而起到反效果。

中医认为，皮肤美白不忘先滋阴，只有滋阴益气，才能化生人体津液，通达阳气。阴阳平衡，人体才能有充足的津液随阳气运行，为滋润皮肤、抵抗衰老奠定良好的基础。在我们的日常生活中，有三种"蛋"，其滋阴益气的效果甚佳，对于肌肤美白和保湿大有裨益。下面我们就来逐一认识它们。

1. 鸡蛋

鸡蛋富含蛋白质、维生素 A、维生素 B_1、维生素 D、钙、铁、磷等，营养十分丰富。根据科学测定，每 100 克鸡蛋中所含的铁质为 150 毫克。而铁元素对于人体的造血及血液输送起着举足轻重的作用，尤其对女性的气血循环有着不错的改善功效，气血充足，脸色才会红润。如果人体缺乏铁质，就会出现贫血症状，脸色萎黄，皮肤黯哑无光泽。另外，蛋黄中的磷脂，可以有效促进皮肤新陈代谢，蛋黄进入人体后所产生的胆碱，可以使皮肤细腻光滑。

营养专家提醒您：蛋白质为人体每日所需的营养物质，而摄取蛋白质最好的来源是鸡蛋，因此，鸡蛋是我们日常生活中最不可缺少的营养食品。在烹调鸡蛋的过程中，一般以沸水蒸煮 6 分钟左右为宜。而油煎鸡蛋时，时间不宜过长，否则不但边缘会被烤焦，鸡蛋清中所含有的高分子蛋白质也会发生化学变化而形成低分子氨基酸，这种氨基酸受到高温影响，很有可能形成有毒的化学物质。

2. 鸭蛋

鸭蛋性凉味甘甜，营养含量和鸡蛋差不多，有蛋白质、磷脂、维生素 A、钙、钾、铁、磷等，可滋阴润肺、润泽肌肤。因此，鸭蛋也有一定的护肤保健作用，指示器保健功效略差于鸡蛋。

推荐：银耳鸭蛋粥。将银耳 10 克置于水中泡发，然后捞出洗净，置于锅中，加水适量，开火煮至沸，再将鸭蛋打散浇入，添入少许冰糖，开大火煮至熟透后即可关火食用。具有滋阴润燥、清热养颜的作用。不过需要注意的是，鸭蛋性质寒凉，阳气不足、寒湿较重体质之人慎用。

3. 鹌鹑蛋

鹌鹑蛋性质甘平，含有蛋白质、卵磷脂、赖氨酸、胱氨酸以及维生素、铁、磷、钙等，营养价值很高，具有补血益气、美容养颜、强身健体的功效。其中养颜护肤的作用尤为显著。同时，鹌鹑蛋对于常见的贫血、营养不良、神经衰弱、高血压、动脉硬化等病具有良好的缓解作用。

经期美白有妙招

女人迈入四十岁，卵巢功能逐渐衰退，雌激素分泌下降，皮肤也随之失去了往日的紧致和弹性，含水量逐渐下降，皱纹呈现加剧。我们知道，生理期是影响女性皮肤的重要因素，因为月经来潮时，体内雌激素上升可以使皮肤中的水分保持相当的含量，同时还能维护血管柔软性，使皮肤看起来红润有光泽。因此，遵循生理周期规律来养颜美容，不仅是保养的关键，还是延缓人体衰老的有效途径。

1. 黑糯米红枣粥

配料：黑糯米、龙眼、红枣、莲子各等量，冰糖少许。

做法：将黑糯米洗净后，置于清水中浸泡 2 个小时左右，然后放入锅内，加水适量，再添入龙眼、红枣和莲子，开火熬熟，加入冰糖搅拌均匀即可。

保健功效：补血补气，滋润肌肤。

2. 姜汁薏苡仁粥

配料：干姜 10 克，艾叶 15 克，薏苡仁 30 克。

做法：将干姜和艾叶洗净后置于锅中，加水适量，煮至沸，滤渣取汁。薏苡仁加水煮至七八分熟时，加入姜汁和艾叶汁，共同煮沸后食用。

保健功效：温经散寒、散瘀润肤。适用于寒湿凝滞而引起的面部色

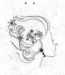

斑，毛孔粗大等问题。

3. 黑木耳红枣汤

配料：黑木耳 30 克，红枣 20 枚。

做法：将红枣洗净、去核，与洗净的黑木耳同置于锅中，加水适量后开火煮约 30 分钟后，关火即可食用。

保健功效：黑木耳可润肤、去面部黑斑、防止皮肤老化；大枣则可以和中益气、健脾润肤，可以促进黑木耳养颜祛斑效果。本汤能够驻颜祛斑、健美丰肌，对于面部皱纹、色斑等问题有着很大的改善作用。

4. 姜枣红糖水

配料：干姜 25 克，大枣、红糖各 30 克。

做法：将干姜洗净后切成碎末，大枣洗净后去核，放入锅中，加水适量，开火煮片刻后，添入红糖，适时搅拌均匀，喝汤食枣。

保健功效：温经散寒。适用于寒性痛经以及女性常见的面部黄褐斑、肤色暗淡等问题。

皮肤好，先要心情好

说到护肤养颜，大部分女性会倾向于外用的一些保养品，当然也有一部分女性是通过内服一些具有护肤保健功效的食物来维持效果的。其实这些方法都是治标不治本的。要想皮肤焕发年轻光彩，首先需要保持一颗年轻的心。养颜之重为养心，心情美丽，皮肤的美才会由内而外。《黄帝内经·素问》中的"藏象"之说以及"有诸内，必形诸外"的说法，都是指人体生理上、表面上的现象与内在有着千丝万缕的关系，真正和我们"肝胆相照"的是我们的面色和容颜。

用心的女人最美丽，假如一个女人都不会"养"心，就如同一个愚昧的园丁，只想着让花草枝繁叶茂，却从未浇灌和滋养过植物的根部。脸是一个人美丽的代表，养颜不仅要具其形，还要有其神，心主神明，其华在面，从心入手，我们才能真正地"养"好颜。当人体心血不足时，脸色就会表现得苍白、蜡黄、没有光泽，整个人看起来暗淡没精神。即使我们使用再好的化妆品，也只能是浮华其面，真正让我们美丽的是由内而外散发的健康与自然。

那么，我们该如何"养心"呢？

养心要以养神为基础。现代人生活节奏快，压力大，劳力伤神是通病。因此，养神首先要做到"不伤神"。生活中的"伤神"很多时候来自于精神压力，繁忙的公事，琐碎的家事，每天都在消耗着人们的心力。如果人们能把生活中的很多事情看得淡然些，心态放轻松，那么脸上必生愉色，有了愉色，才会有婉容。正如《老子》曾经说过的："众人大言我小

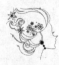

语，众人多烦我少记，众人悸怖我不怒。不以人事累意，淡然无为，神气自满，以为长生不死之药。"

心情不好，不妨喝点玫瑰花茶

玫瑰花热烈奔放的花语，常常让很多女性为之倾倒，但是颜色鲜艳的干玫瑰，却被很多人由于不了解其作用而忽视了。其实，玫瑰花是一种很好的药食同源的食物，鲜玫瑰花可入菜，干玫瑰可泡茶，有养颜美容，补气安神的功效。尤其是女性在月经期间有情绪不佳、脸色黯淡、痛经等症状时，喝点玫瑰花茶更是可以有效缓解。

中医学认为，玫瑰花味甘、微苦，性温，有理气解郁、活血散瘀、调经止痛之功。除此之外，玫瑰花药性温和，能够温养心脏、肝脏之血气，抒发体内郁气，可起到镇静、疏解、抗抑郁的功效。女性在月经到来之前或月经期间通常在情绪上会有较大的起伏，烦躁不安、心神不定，这时可以适当喝点玫瑰花茶，能够起到一定的调节作用。除去月经期，在日常工作和生活中，当压力大或情绪紧张时，也可以将玫瑰花入茶来频饮，对安抚、稳定情绪大有裨益。

对于女性来说，尤其是年过四十的女性，多喝些玫瑰花茶，还能补益气血，养颜美容，使面色看起来和花瓣一样红润。这是因为玫瑰花有很强的行气活血、化瘀散瘀、调和脏腑的作用。我们经常所说的脸色蜡黄或长斑长痘、月经失调、脱发、痛经等症状，其实都是气血运行失常表现于外的症状，气血瘀滞于子宫就会表现为痛经，瘀滞于面部就表现为黄褐斑、老年斑等。而气血运行正常了，脸色自然就会红润、月经正常、身体健康。

具体的操作方法是：

取15克干玫瑰花，用沸水冲泡，坚持每天饮服。如果有气虚症状，则可以在茶中添加大枣3~5枚，或者是西洋参9克；如果有肾虚症状，则可以

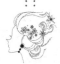

加入15克枸杞，一同冲泡饮用，效果更佳。

在冲泡玫瑰花茶的时候，可以依据个人口味，酌量添加冰糖或蜂蜜，一方面能有效减少玫瑰花的涩味，使口感更佳，同时，冰糖或蜂蜜也可以对花茶效果起到补充的作用。有一点需要提醒大家的是，玫瑰花一般不与茶叶一起冲泡。因为茶叶中含有大量具有收敛作用的鞣酸物质，泡在一起会影响玫瑰花舒肝解郁的功效。另外，由于玫瑰花活血行气的作用较为强烈，因此，月经量过多的人在经期最好不要饮用或是减小用量。

自寻快乐，调整心情

人的七情六欲当中，只有喜是对人体健康有益的一种心理活动。科学研究证实，人体处于愉悦的情绪中时，各个组织器官会产生协调统一的振动，从而兴奋中枢神经，促进感觉传导，而在神经调节的过程中机体会分泌出促进人体健康的激素和物质。

开怀大笑能够使心中的忧愁、郁闷等不良情绪得到有效疏导。人体在发笑的过程中，脸颊、颈部、背部、胸阔肌、腹肌等部位会进行反复收缩和放松，无形之中增强了呼吸功能，人体吸入更多氧气的同时，肌肉、组织也能得到充足的血氧供应，有利于其功能的正常发挥。人体气流顺了，氧气充足，心情自然会平稳。

追求新知识，保持强烈的求知欲，不断学习，会使人在精神上感到愉悦和满足。在追求新知识的过程中，大脑细胞受到不断的刺激，从而使思维活跃，反应灵敏，一方面能够有效减缓大脑萎缩的速度，另一方面，充实的生活也让你无暇烦恼。

陶冶情操，调整心理。这个年龄段的女性大多生活节奏很快，精神压抑、心情紧张是常有的，但是如果长期以来都很难保持内心的平静和安怡，很容易导致神经衰弱。因此，女人四十，该给自己一些放松的时间了，无论是听音乐，还是赏石、集邮、舞蹈、绘画、书法等，它们都对调节身心、抚慰心灵有着重要的作用，可促进机体新陈代谢，使各种激素的分泌保持平衡。

在光线充足的环境中工作和生活。科学实验研究证明：光线中有一种物质能够调节人体精神状态，防止忧郁情绪产生。光线越弱，人体情绪越低落。多晒晒太阳，在光线充足的环境工作和学习有助于心情愉快。

餐后适量吃糖果。如果上午或下午时间吃糖，很容易形成脂肪，驱之不去，而且也不利于身体消化。不如在餐后适量补充一点糖果，能有效提高人的精神状态。

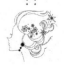

面膜到底该怎么敷

女人迈入四十大关后，一系列的肌肤问题会逐渐显现出来，如皱纹、色斑、皮肤松弛等。与其经常光顾美容院，不如自己在家进行皮肤护理和保健，而敷面膜就是最为快捷，最有效果的方法。因为色斑、皱纹等困扰很多女性的肌肤问题，主要是由肌肤干燥缺水、营养不足、紫外线照射、细胞老化等导致的，而大部分的面膜中都含有充足的水分以及胶原蛋白，肌肤表里通过强烈渗透而得到吸收和滋养，自然变得白皙润滑，锁住水分的同时，还能有效避免水分和肌肤内部的营养流失，从而延缓肌肤衰老，保持年轻活力。

从另一个角度来看，敷面膜主要是通过涂抹一层物质使得皮肤和外界暂时隔离，也就是形成一层密闭的屏障。这道"屏障"能使肌肤的温度升高大约1℃左右，促进毛孔张开，从而充分吸收面膜中丰富的营养物质。同时，肌肤温度的暂时升高，还有助于面部血液循环的加强，充足的血氧供应使得肌肤看起来白里透红。而且，湿润的面膜在与皮肤的直接接触中，会软化一些衰老的角质层，取下时黏性很强的成分会将老化的角质以及毛孔中的污垢一起带出。所以，敷面膜对于女性的肌肤保养来说是非常重要的。保持敷面膜的良好习惯，你的皮肤会逐渐变得滋润有弹性，如果在敷面膜的期间配合一定的按摩，效果会更佳。

当然了，不能因为敷面膜有诸多好处就密集进行，一般来说，一周两到三次为佳，次数过多容易造成肌肤营养过剩，容易出油且会导致肌肤吸收能力差。

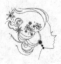

根据功效选择面膜种类

1. 保湿面膜

保湿面膜能够改善脸部水油不平衡的问题，促进微循环，增强肌肤湿润程度。

2. 去角质面膜

去角质面膜则可以深层清洁堆积在肌肤毛孔中的角质细胞，改善肌肤粗糙、暗沉、毛孔粗大等问题。

3. 美白面膜

美白面膜能够抑制黑色素形成，淡化色斑的同时，还能调节肤色不匀的问题。

4. 抗氧化面膜

抗氧化面膜中含有高浓度的精华成分，能有效抵抗细胞代谢和自身衰老所带来的各种肌肤问题，平缓皱纹，对肌肤进行深层呵护。

5. 去黑头面膜

去黑头面膜是通过深层清洁来舒缓肌肤，缩小毛孔，对于鼻翼两侧的毛孔粗大问题很有效果。

选面膜要看质地

1. 膏状面膜：使用后需要彻底清洗

这类型的面膜很像浓稠的乳液、乳霜，大部分具有保湿滋润的功效，适合于干燥肌肤在秋冬季使用。

2. 泥状面膜：使用频率不要过高

这种面膜多半是粉末状或泥膏状，粉末状在使用前需要加水进行调

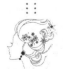

配，泥膏状则可以直接敷于脸上，能对肌肤毛孔进行深层清洁，通常适合于春夏季使用，不过敏感型肌肤慎用。

3. 片状面膜：能快速改善肌肤状态

这种类型的面膜，其使用的材质种类较多，诸如纸浆、果冻、不织布、生物纤维等，能有效提高其中的精华和营养成分对肌肤的渗透力度和深度，迅速改善皮肤含水量。但是这种类型的面膜不能敷太久，否则会造成反吸收。

4. 凝胶型面膜：保证涂抹厚度

这类型的面膜非常适合油性肌肤，因此，在涂抹时要有一定的厚度。

5. 乳霜型面膜：最安心

这类型的面膜多为免洗睡眠型的，与晚霜的效果相差无几，一般市场上说明具有美白、保湿、舒缓等功效的面膜大多属于此类。因其质地温和，适应面广，受到很多女性的青睐，敏感型肌肤也可以放心使用。

怎样敷面膜效果会更好

1. 什么时候是敷面膜的最佳时间

夜间是敷面膜的最佳时间。每晚12点到凌晨3点是人体新陈代谢的高峰时段，也是皮肤自行修补受损细胞的时候，因此在肌肤自行修复之前，或是在睡前敷面膜效果最佳。此时敷面膜有助于将面膜中的养分随着人体的新陈代谢送入肌肤底层。如果早上起来想敷一个救急的补水面膜也是可以的，但需要注意的是，早上起床后最好不要敷美白性质的面膜，因为其中的美白成分残留很容易经阳光照射后形成色斑。

2. 敷面膜的时间越长越好吗

不是。敷用清洁类的面膜一般5分钟左右即可。如果面膜长时间置于皮肤上，面膜的水分被皮肤吸收之后，很可能会反吸肌肤中的水分，结果敷过之后反而觉得脸比之前更干燥、紧绷感更强烈了。敷用比较粘稠、类似于果冻型的清洁面膜，则可根据使用说明适当停留于面部 20 分钟左右。敷用保湿面膜通常需要 15 分钟左右的时间。补水面膜可以在一年四季都用，特别是那种真空单片包装的快速面膜，方便有效。而以保湿精华液浸泡的面膜片，更适合严重缺水的肌肤。

3. 面膜是否涂得越厚越好

大多数的面膜的确是这样的，因为面膜必须有足够的厚度，才能覆盖得住毛孔，继而发挥作用。

4. 能边洗澡边敷保湿面膜吗

一般说来，敷保湿面膜的最佳时间是在洗澡后，而非洗澡中。因为浴后毛孔扩张，可令皮肤吸收更多养分。许多爱美女性会在洗澡的同时敷保湿面膜，原因是她们认为洗澡的时候由于水蒸气的作用，毛孔会逐渐张开，面膜中的营养成分更能深入肌肤，这样，面膜的功效会发挥得更好。听来很有道理，但是有一点大家都很容易忽视，就是洗澡时敷面膜很容易忘记时间，这样会导致面膜反吸收肌肤中的水分，到最后，会感觉到越敷面膜，脸部越发干、发紧。所以，洗完澡后趁肌肤毛孔还在张开的状态敷面膜是最好的。

5. 是否该对面膜适时升温或降温

是。在炎热的夏季敷面膜，可以将面膜置于冰箱中，敷的时候则可以给肌肤降温或者镇定，给人一种冰冰凉凉、清爽舒适的感觉，同时也有助于皮肤吸收面膜中的营养成分。不过有些面膜经过降温处理后可能会发生变质，不宜敷脸，因此，具体的处理应多留意面膜的使用说明及特性。在寒冷的冬天，冰凉的面膜敷于人的脸上，冷得刺骨，似乎丧失了保养的心情和意境。因此，在冬季敷面膜时，不妨先将面膜片置于 37℃ 的温水中浸泡片刻，然后再进行深层保养。

6. 面膜敷完是否需要再涂抹其他护肤品

敷完面膜要及时抹乳液锁水。水洗型的面膜洗掉后需要擦些爽肤水和乳液来保湿锁水，防止皮肤因为水分蒸发而更干。

贴片型的面膜则需要把贴片撕下后，轻轻拍打面部肌肤以帮助残留精华的吸收。因为精华本身没有锁水功能，所以需要在敷完面膜之后擦些乳液来弥补这一漏洞。

7. 肌肤状态不好时还能敷面膜吗

当肌肤状态不佳时，其细胞活力会降低，新陈代谢也会比较缓慢，肌肤中的各种问题很容易在这个时候显现。这个阶段不建议频繁敷面膜。因为肌肤在极尽脆弱的状态下，是无法进补和享用"美餐"的，频繁的敷面膜反而很可能会造成皮肤发炎，出现红肿或痘痘。

8. 敷面膜的同时是否需要配合一定的按摩

是。敷面膜的同时配合一定的按摩手法，能有效促进面膜中营养成分的吸收。一般的按摩手法是：用指腹先在 T 字区画圈按摩，然后慢慢顺滑到脸颊两侧、嘴唇周围，用同样打圈的方式进行按摩，力度不宜太大，应温和缓慢。需要注意的一点是：按摩时要由下往上，这样可以提拉面部肌肤，促进毛孔吸收，增加面部弹性，防止衰老。

9. 敷过的面膜能否再次重复使用

不能。经常敷面膜的女性通常会遇到一种情况：每次敷完面膜，包装袋里还会剩余很多的精华液，扔掉的话又觉得很浪费很可惜。面对这种情况，有的女性会把面膜片取下来之后重新放回袋子里，然后放进冰箱，下次敷的时候再拿出来用。这样做是很不科学的！凡是接触过空气和肌肤的精华液、面膜片，它们其实都已经带有了一定量的细菌，这些细菌在养分充足的营养液中更容易繁殖，即使马上放进冰箱也无济于事，因此，不要因小失大，把已经沾满细菌的面膜当宝贝拿来继续敷脸了。

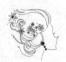

眼周，你重点呵护了吗

女性进入四十岁以后，肌肤对外界环境的适应能力逐渐下降，抵抗能力也随之减弱，皮肤弹性纤维开始衰退，细胞活力明显降低，皮肤很容易出现干燥、松弛、无弹性和无光泽的问题。而上述所说的所有问题，都会或多或少地表现在眼睛周围。因为眼部肌肤较为脆弱，对于受到外界影响而引起的改变最为明显。

形成眼部肌肤问题的常见原因

外在因素：不良的生活习惯，例如经常熬夜、不注重正确姿势，或是长期对着电脑工作，都很有可能使眼睛或眼周肌肤因过度疲劳而血液循环不畅，易堵塞，从而造成黑色素沉淀，形成黑眼圈。如果平日里不注重眼部肌肤的保养，长期待在干燥的环境中，肌肤很可能因长期"干渴"而导致干纹、细纹的产生。

内在因素：眼部肌肤相当薄弱，表层厚度大概只有0.5毫米左右。我们平均每天有约1万次的眨眼数量，这种持续不断的拉紧与闭合动作，使得眼部肌肤比其他部位更易松弛。年过四十的女性，皮肤新陈代谢逐渐减缓，真皮层缺乏足够的纤维及胶原蛋白，肌肤弹性进一步降低，而眼皮由于缺乏骨胶原对表皮的支撑产生了皱纹。

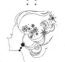

如何选择适合自己的眼霜

眼霜中的精华分子小，涂抹于眼部周围时，能被迅速吸收至真皮层，帮助肌肤及时锁住水分和营养成分，有效增强眼部的水润感，预防干细纹，延缓眼部肌肤衰老，改善多种眼部肌肤问题，从而达到更佳的保养效果。那么，我们该如何选用适合自己的眼霜呢？这在很大程度上取决于我们的肌肤年龄和肌肤状况。一般说来，啫喱、凝胶状质地的眼霜较为清爽，含油量少，主要是保湿锁水、缓解眼部浮肿，适合年轻肌肤或是眼周肌肤良好的女性使用。乳液质地的眼霜则细腻轻薄，长效滋润，主要功效为防止衰老、平淡细纹、改善黑眼圈，适合于肌肤年轻的熟龄女性使用。乳霜质地的眼霜则最为厚重，营养丰富，一般以祛除眼部皱纹、紧致眼部肌肤为主要功效，适合于熟龄肌肤的女性使用。

涂眼霜的正确方法

首先，用无名指轻轻沾取两粒绿豆般大小的眼霜置于上下眼睑和眼周肌肤上。眼霜用量不宜过多。

其次，用无名指将置于眼周的眼霜均匀涂抹开，从眼角轻轻推开至眼尾处向上提拉，重复4次左右。提拉动作有助于紧致眼部皮肤，防止由于松弛而出现鱼尾纹。

再次，用无名指沿着由内向外的方向轻轻涂抹，直到眼霜完全被皮肤吸收。动作宜温和平缓，能够有效平滑眼部皮肤，促进眼周血液循环。

最后用指腹按压眉心，这个过程需要一定的力度，才能让眼睛及眼周彻底放松。

如何应对由于使用眼霜不当而形成的脂肪粒

上面我们提到过，眼霜不宜使用太多，否则，眼周过于油腻和营养，致使薄弱的眼周肌肤无法完全吸收和接纳，很容易形成脂肪粒。一旦出现脂肪粒，专家建议停用霜、乳状等太过滋养的眼霜产品，或是换成清爽啫喱质地的眼霜进行眼部护理，以减少眼周肌肤的负担。

其实，一般性眼周脂肪粒的产生原因，有如下三种：一是滋养过度；二是清洁不彻底；三是皮脂分泌过剩。因此，这个阶段的女性在进行眼部日常护理时，应注意维持眼周的水油平衡，挑选适合自己的眼霜产品。做眼部日常清洁时，最好用专门的眼部卸妆液来彻底清洁，以保持眼周肌肤良好的新陈代谢。已产生脂肪粒的女性，也不要着急，可以去专业的美容机构，进行消毒针挑。

有效预防和解决黑眼圈

防晒对预防黑眼圈很有效。因为眼部肌肤的组织非常薄弱，长时间经紫外线照射，是很容易产生黑色素沉淀而形成黑眼圈的，因此，预防的关键在防晒。专家建议，外出前一定要擦好眼周防晒霜。可以选择专门针对眼部防护的防晒产品，它们可有效抵御阳光中的紫外线，尤其是其中含有的维他命及橄榄油，对于眼部肌肤能给予全面的滋润和抗氧化保护，避免日晒等外在伤害造成的眼睛干涩不适。

按摩也是有效解决黑眼圈的重要途径。用中指和无名指轻轻按压眼窝位置，促进眼周血液循环，缓解眼周肌肉紧张。将无名指按于眼头位置，再用指腹沿着下眼睑轻轻顺滑按摩，用拇指按压眼角部位，做画圈状动作由内而外滑至太阳穴两侧，力度宜轻，重复按摩。如果配合眼霜一同按

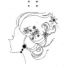

摩，对黑眼圈的淡化效果会更佳。不过，这些方法都是建立在有充足睡眠的基础之上的，休息好，再结合天然安全的眼部产品给予保养，效果才会好。

如何解决因干燥缺水而导致的眼角细纹

这个问题的关键在于科学有效地补水。一般来说，肌肤深层补水霜、提拉紧致保湿眼霜、保湿型眼膜都可以为干燥的眼部肌肤补充足够的水分，提高锁水功效。经过一整天的工作，眼睛和眼周肌肤都由于极度缺水而呈现浮肿状态。这时，不仅要减少外在紫外线的伤害和刺激，还要注重保湿。使用上述三种类型的眼霜，及时补给眼周肌肤所需的营养和水分，修护的同时，还能给眼部带来更多的滋润和舒爽。

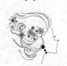

颈和手，女人的另一张脸

护颈篇

脖颈，是人体经常外露的部位，也是最容易泄露年龄的地方，有人称其为"青春计时器"。在出席重要场合时，我们往往要穿一袭裸颈的礼服。这时，如果你的脖颈皱褶丛生，那么，美丽会大打折扣的。

爱美女性都喜欢把大量的时间和精力放在面部护理上，却经常忽视对颈部的保养。我们知道，颈部皮肤很薄，厚度大约只有脸部的2/3，同时胶原蛋白的含量也比较少，组织很脆弱，而且没有支撑，很容易出现下垂。再加上人们生活中穿衣的不注意，经常摩擦颈部，更加快了本来就娇嫩的颈部肌肤的衰老，使颈部出现粗糙、黯沉、松弛和细纹等问题。尤其是城市白领族长期待在空气干燥的办公室，颈部的保湿和护理更是重要，否则这些松弛和暗沉便会引发横向伸展的颈纹，颈纹一旦出现，要想彻底消除几乎是不可能的。不过，如果能长期坚持一些良好的护颈习惯或是采取下述措施对颈部进行保养，还是可以控制皱褶继续发展的。

保健脖颈的方法简便易行，一般来说，主要包括颈部肌肤护理、颈肌和颈椎运动两个大的方面。

每晚睡觉之前，要养成护颈的好习惯。颈部涂抹适量的护颈霜或是按摩膏，并配合按摩动作轻轻揉按5分钟左右，直到皮肤微微变红。这样做有助于营养液吸收的同时，还能有效减少颈纹、紧致肌肤，令颈部皮肤更加光滑。对于较深的颈纹，在日常护理的时候，可以用拇指和食指合捏10下，用力不宜过大。

下面为大家介绍几种颈部按摩操。

第一种：取食指关节大小的护颈霜或是按摩膏，头部微微上抬，按照从下到上的顺序轻轻抹开并适当按摩，左右手交替按摩，各做10下，这个工作需要前颈和后颈都进行，每星期至少做一次，有助于颈部肌肤的新陈代谢，舒缓肌肤的下垂情况，加快血液循环，延缓肌肤衰老。

第二种：位于腮骨下方的淋巴部位，是身体良好的排毒通道。日常护理中可以用双手的食指和中指按压此部位约1分钟左右，促进淋巴核畅通，排毒养颜。

第三种：适当做颈肌保健操。放松站立，两眼平视看前方，做低头、仰头、侧转头和环转头等练习，动作要缓慢柔和，不宜过猛。仰卧时，头部抬起，将下巴尽可能向胸前方向慢慢移动，直至不能再移为止，然后将头部恢复原位，停留片刻。站立时，用头部最大限度画圆，顺时针方向与逆时针方向交替做，让颈部的肌肉得到充分的舒展和活动。

第四种：日常生活中保持良好的坐姿、站姿、睡姿。不好的姿势很容易造成颈部皱纹，睡觉时，枕头不宜过高，因为高枕会使颈部弯曲从而产生皱纹，最好是枕平一些的枕头入睡。

另外，关于颈部保养，还有一些地方是需要注意的。

第一，穿高领毛衣时，要在毛衣里面再套上一件贴身的棉质高领内衣，这样可以有效避免颈部肌肤与毛织品发生摩擦，减少不适感。

第二，由于颈部肌肤很薄嫩，所以不太适合使用一些太滋润、太油腻的护肤品。

第三，颈部娇嫩的肌肤，不仅需要日常护理，对于深层保养也是不可忽视的，这一步就需要通过敷颈膜来完成。干燥型肌肤可以敷保湿颈膜，有助于提高细胞活力；黯哑型肌肤可以敷美白颈膜，能有效淡化颈纹色

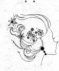

素；松弛型肌肤可以敷抗老化颈膜，及时清除皮肤基底层的自由基。最好不要使用具有深层清洁性质的颈膜，否则会令颈部肌肤发紧、发干，不利于保湿锁水。

第四，颈部被紫外线过度照射，很容易导致黑色素沉着和黯哑无光，因此外出前必须涂抹好颈部防晒霜，如果天气过热而颈部出汗量大时，要及时清除汗液。

第五，长时间坐在电脑前工作，颈部肌肤很容易疲劳，此时可以用热毛巾热敷几分钟，能够有效缓解颈部肌肤紧张，促进血液循环。

护手篇

如何使自己的一双手始终保持柔软、漂亮而富有弹性，是每一个爱美女性的渴望。

下面就为大家介绍"护手十要诀"。

第一，洗手的时候，水温不要过低或过高，不要让手长时间浸泡在水中，当然也要尽量避免频繁地洗手。

第二，洗手时最好用洗手液，忌使用洗衣粉、肥皂等碱性强烈的洗护品。

第三，手洗净后，要用干净、柔软的毛巾擦拭，及时抹护手霜，能够有效锁住皮肤的水分。

第四，无论是夏天还是冬天，不管是阴雨绵绵还是阳光普照，防晒都是一项必须的工作。外出时，请给辛劳的双手涂上防晒霜，最好也戴上手套。即使是开车、坐车出去，最好也按照上述方法进行全面防晒。因为阳光中的紫外线穿透力很强，能穿过玻璃，对娇嫩的双手造成伤害。

第五，坚持每周用磨砂膏进行手部按摩。先洗净双手，然后用温水浸泡片刻，当然了，如果能在水中加些橄榄油是再好不过的了。接着用磨砂膏在手上进行局部轻微按摩，约 10 分钟后洗净，抹上护手霜即可。如果这项工作是在临睡前进行的，那晚上睡觉可戴上棉质手套，促进吸收和保湿。

第六，勤抹护手霜。护手霜中含有丰富的维生素 A、B 族维生素、维生素 E，对于肌肤保持湿润和水嫩有着非常重要的作用，能够防止双手干燥、皲裂、脱皮、瘙痒等多种手部肌肤问题，是手部保养的必备品。

第七，洗一次手抹一次护手霜，不能嫌麻烦而省略。为了保证随时随地地养护我们娇嫩的双手，在床头、厨房、卫生间、办公室、随身挎包中都应备上一支护手霜，洗一次手就抹一次护手霜。

第八，外出前或睡觉前养成涂抹护手霜的习惯。有一点需要提醒大家，不能用面部护肤霜来代替护手霜，二者的功效千差万别。护手霜中的成分含有更多的油脂，能有效锁水、保湿，而面部护肤霜则没有足够多的油脂，滋润和保湿力度远远地低于护手霜。所以，还是应该买专门护理手部肌肤的护手霜。

第九，做家务前，最好先抹护手霜，然后戴上两层手套，第一层为棉质手套，第二层为橡胶手套。这样做能够避免双手接触或受到油烟、酒精、消毒剂等的刺激，有效保护手部皮肤不受损伤。在开瓶起罐时，最好使用专门的工具，以免伤到手。如果做家务时间较长，别忘了每隔半小时摘下手套来，让手部充分透气。

第十，经常修剪指甲，尽量不做或少做仿真指甲，减少对指甲的损伤。

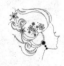

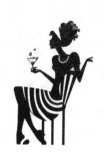

PART TWO 第二章

运动得当，打造曼妙身材

瑜伽，修身又休身

长期久坐的工作让很多女性饱受下半身水肿、肥胖等影响形体的困扰，血液循环和新陈代谢也变得缓慢。为此，健身专家为大家推荐一套针对办公室白领女性的健身瑜伽，让上班族工作健身两不误，轻松健康来享"瘦"！

适宜久坐族锻炼的瑜伽操

1. 拉背

这个动作主要是伸展腋下淋巴、手臂，后颈部、背部、臀部、双腿后侧等部位，是全身性、综合性伸展动作，有助于舒缓背部的紧绷。

第一步：双手扶在牢固且稳定的椅背上方。

第二步：双脚逐渐往后退，直至背部平直且与椅背等高，此时的颈、背、臀三个部位呈一条直线，并与双脚呈 90 度，进行深呼吸，吸气的同时逐渐伸展脊椎。

第三步：呼气的同时将臀部往后上方推，感觉后端有力量在对身体进行拉伸。双腿后侧慢慢伸展直至打直，胸部逐渐放松下沉，保持呼吸 10 次左右再恢复。

2. 伸展后侧腿

此套动作针对于久坐族出现的双腿肿胀或酸痛无力等不适感，能够有效伸展腿部后侧筋络、臀部后侧等部位。

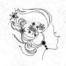

第一步：找一处与骨盆同高的稳固平台，然后将左腿置于平台之上，

双脚呈 90 度姿势，同时左腿用力使脚板向内勾。

第二步：进行深呼吸，吸气时，双手向头顶上方延伸，同时伸展背部、脊椎等部位。

第三步：呼气时弯腰，使上身下趴，并坚持 30 秒，以伸展左腿后侧筋络。左右腿替换做此套动作。

适宜白领们睡前锻炼的瑜伽操

姿势一：端坐于床上，双腿弯曲，脚掌相对，脚后跟靠近会阴处。双手抓住脚尖，挺直背部，进行深呼吸，坚持这个动作 1 ~ 2 分钟。这套动作能够有效保持脊柱健康，同时顺畅呼吸，对调节月经不规律、改善月经流量以及促进卵巢健康都有很好的功效。

姿势二：俯于床上，双手双膝支撑，放松腰背部。然后进行深呼吸，吸气时背部下沉，抬起头部仰视天花板，呼气时，脊柱上挺，将背部拱起，头部进行俯视动作。十次为一整套动作，每次可做 3 ~ 4 套。这套动作可以强健身体多个内脏，能锻炼肠道、活跃脊柱、改善肾脏功能，同时对于心脏及腹腔也有良好的按摩作用，可缓解精神疲劳，改善身体状态。

姿势三：端坐于床上，双腿伸直保持放松，然后双手抓双脚的指尖，挺直脊柱，同时进行深呼吸。吸气时保持姿势不变，呼气时将上身前倾，手臂弯曲，使前胸靠近大腿，保持动作 1 分钟左右，期间可进行正常呼吸。此套动作主要是改善久坐族容易发生的腰酸背痛或是臀部疼痛等症状，可增强颈部肌肉，有效缓解肩背部不适。

膝关节的保护措施

1. 提前热身很重要，特别是髋关节

髋关节、膝关节和踝关节是联接人体下肢的重要三个关节，也是下肢

能够灵活运动的基础，其中任何一个关节没有足够打开或活动的话，就会使另外两个关节压力过大。因此，锻炼前的热身很重要，如旋转髋部、脚踝，练习蝴蝶式和牛面式等，都可以提前打开或拉伸很多关节，这样，在运动中就不会使其他关节由于施加过度的压力而不适或损伤。

2. 平衡体式能防护膝盖不受损伤

瑜伽平衡体式需要身体进行自我调整来达到最佳状态，此时，身体内在的"智慧"就会科学、合理、高效地利用膝盖周围的肌肉和韧带力量，找到其中的平衡点。在一些需要膝盖弯曲的站立平衡体式中，因为这种动态的平衡，不仅可以有效增强韧带的功能和肌肉力量，还有助于预防将来的损伤。

3. 时刻注意膝盖的感觉并及时调整

膝盖的韧带和软骨以及半月板等部位都是感觉不敏锐的地方，一般性的不适人体是感受不到的。如果你的膝盖有明显的疼痛之感，就说明此时膝盖的损伤已经比较严重了。因此，在瑜伽运动中，要时刻感受膝盖的舒适与否，如有不适，要及时做出调整和改善，以免损伤加剧。

4. 膝盖不宜过度向内伸展

专家表示，在一些需要伸直腿部的体式，如三角式和双腿背部伸展式中，膝盖很容易由于过度向内撇而使其周围的韧带力量出现不平衡，造成磨损。因此，在瑜伽的站立体式中，膝盖最好稍微弯曲，这样可以使脚掌均匀用力，紧紧抓地。如果是坐立体式，则应该在膝盖窝下方卷上一个毛巾。

5. 尽量保持膝盖和踝关节垂直，尤其是在膝盖弯曲的体式中

在战士式和侧角式的瑜伽体式中，应尽量让膝盖保持在踝关节的正上方，双脚五趾张开，膝盖弯曲后，髌骨的位置方向基本和第二个脚趾的方向一致。即使出现微微前倾的趋势，膝盖也不应该超过脚趾尖。

6. 调整和改善膝关节，从脚的放置开始

专家指出，人体脚掌要想稳定接触地面，脚掌的四个点（前脚掌两侧

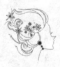

两点，脚后跟两侧两点）必须平稳分布于地面上，均匀用力。人体力量通过脚掌深入地面，脚趾伸张并保持活动自如，与此同时，脚心通过脚弓向上提起。如此，膝盖两边的韧带力量才能均匀分布，髌骨自由移动，半月板也就不会因为过度挤压而造成磨损。

7. 锻炼中辅助物品不可少

任何需要膝盖深度弯曲的体式，都要注意保护膝盖，减轻其压力，尽量和胯部保持平行，如果本身体式难以做到，就需要一些辅助物品来帮忙了，以减少在拉伸中对膝盖的损伤。坐立盘腿式中，假如膝盖的高度超过胯部，则可以在臀部下方垫一块毛毯，让膝盖的高度和胯部基本保持平行。英雄坐的时候，也应该在臀部下面垫个垫子。雷电坐时，如果臀部不能放到脚跟上，可以在大腿与小腿的中间，也就是离膝盖窝最近的地方卷一个毛巾，然后再坐下来，这样不至于损伤膝盖。

8. 锻炼之后的放松很关键

练习之后的放松很重要，对于促进肌肉、韧带和骨骼的恢复有着很好的作用。

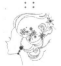

游泳，更安全有效的运动法

　　游泳给女性带来的好处不言而喻，在年过四十的女性身上，表现尤为明显。专家建议，有条件的女性应保持每周至少游泳一次，每次半个小时左右为宜。

长期游泳好处多多

1. 消脂减肥，塑体美型

　　我们都知道，水的密度大于空气的密度，同理，水中的阻力也远远大于陆地上的阻力。游泳时，人体新陈代谢很快，半个小时之内就可以消耗掉将近 1000 千焦的热量。而且，这种代谢速度在离开水之后还会保持一段时间，有利于减肥。另外，水的导热性远远大于空气，更有利于热量的消散。游泳是一种周期性运动，无论是划水还是打水，都需要肌肉的紧张和放松相互交替，长期的锻炼就会使肌肉变得柔软而富有弹性，全身线条明显而肌肉匀称。

2. 调节内分泌，治疗妇科病

　　游泳对于改善女性内分泌失调的状况也很有帮助。在运动中能让女性心情放松，心态更为平和与健康，皮肤也更加细嫩白滑，而这些都是女性魅力的重要方面。

　　此外，如果女性盆腔肌肉松弛的话，则会患上子宫脱垂、直肠脱垂、膀胱下垂等疾病。而游泳，尤其是蛙泳和蝶泳，正好着重加强盆腔肌肉力

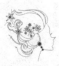

量，从而对固定子宫等器官有一定的作用，可以预防脱垂，对于已经患上脱垂疾病的女性，还能起到辅助治疗的作用。

3. 补钙护肤

在室外游泳时，太阳光直接照射身体，体内的 7 - 脱氢胆固醇会转变成能促进钙磷代谢的维生素 D，对于防治人体软骨病、促进骨骼健康生长具有重要意义。此外，适当的日光照射还能提高人体对致病菌的抵抗力，增强血液的杀菌能力，促进新陈代谢，改善睡眠。新鲜的空气则会振奋人的精神，使人体力充沛。

4. 增强心肺功能

和一般人比起来，长期进行游泳锻练的人心肺功能更好。这是因为在水中，由于水流对人体的按摩作用，使得心脏血液回流速度大大提高。并且游泳时，全身性的运动加强了对心脑的输血量，这对于心血管疾病的预防和治疗很有好处。另外，游泳时，呼吸肌负担大大加重，12 ~ 15 千克的水压压迫着整个脑腔，有助于肺活量的增加。

5. 可避免对腰部和下肢的运动性损伤

跑步、健走、登山等陆地运动方式对于身体腰部、下肢等部位的压力还是很大的，长时间下来，会使运动能力降低，同时可能还伴随有下肢关节、骨骼的损伤。而选择游泳的话，体重的相当一部分是被水的浮力所承受，能减轻对下肢、腰部的压力，对关节和骨骼的损伤也会大大降低。

制定好游泳计划很重要

要想获得良好的锻炼效果，进行有计划的锻炼是不可少的。一般情况下，游泳初学者先连续游 3 分钟左右，然后休息 1 ~ 2 分钟，之后再游第 2 次，每次游泳持续的时间都在 3 分钟左右。当然了，如果每次不费大力气就游完 3 分钟的话，就可以进入到第二阶段了，也就是持续匀速地游 10 分钟，然后在中间休息 3 分钟，一共进行 3 组。如果仍然感到很轻松，就可以开始每次游 20 分钟，直到增加到每次游 30 分钟为止。在这个过程中，自己要掌握好进度，如果觉得强度增加太快，则可以适当放缓一些。另外，游泳消耗的体力比较大，最好两天或三天游一次，给身体一个恢复的时间。

游泳也有所禁忌

1. 忌饭前饭后游泳

空腹游泳影响食欲和消化功能，也会在游泳中发生头昏乏力等意外情况；饱腹游泳亦会影响消化功能，还会产生胃痉挛，甚至呕吐、腹痛等现象。

2. 忌剧烈运动后游泳

剧烈运动后马上游泳，会使心脏负担加重。而且通常泳池的水温会低于室温 5℃～8℃，剧烈运动后立刻游泳，体温的急剧下降，会导致抵抗力减弱，引起感冒、咽喉炎等。

3. 月经期及前后 4 天不游泳

游泳池的水虽然是循环消毒，但水却不可能无菌，更何况还有可能有消毒不彻底的地方。月经期及其前后 4 天这段时间，女性的身体抵抗力下降，比较容易受到细菌侵犯。如果此时到不清洁的水域游泳，含有病原微生物的水就可以进入阴道、子宫和输卵管等生殖器官，引起细菌性阴道炎、输卵管炎等妇科病。同时由于游泳池的水温多低于人体温度，刺激血管收缩，这种小血管的收缩会使经期血液排出不畅，血量减少，容易引起妇科疾病。

广场舞，谁说是大妈的专利

广场舞作为一种全面健身性质的民间舞蹈形式，拥有相当多的参与者，哪怕是炎炎夏日，只要有合适的场地，就会有大量的人，在清晨或傍晚，合着动感的旋律扭腰摆臀。广场舞究竟有怎样的魅力可以让这么多人每天乐此不疲呢？很多时候，我们一听见广场舞，就会自动将其划归为中国大妈的爱好。其实非也。广场舞不仅是一种娱乐，它独特的健身作用也在逐渐受到人们的重视，广场舞不仅可以强健筋骨，还能愉悦人的身心，有着健心、健美、健体、健脑的作用。如今越来越多的中、轻年女性以及一些男性，也加入了广场舞的队伍。

健心

来自家庭与工作的压力，以及即将到来的更年期，让年近四十的女性总是莫名其妙的烦躁，日渐憔悴。而广场舞是一种群体性舞蹈，人们在跳舞过程中，将全部精力集中在翩翩起舞与音乐节拍上，由于注意力的转移，使得身体内部的组织机能得以放松和休息，因此，跳广场舞不仅可以强身健体，还能调节情绪、陶冶情操、舒缓压力，让自己感到愉悦的同时，还能带动周围人的积极情绪。锻炼者在激情的音乐和优美的舞姿中，达到身心合一的状态，从而舒缓不良的情绪，起到健心的作用。

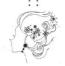

健美

广场舞充满魅力的一点就在于优美动感、富有节奏的音乐旋律。练习者在练习过程中，可以把细腻的情感注入舞姿中，在动与静的姿态中，传达出一种意境美与艺术美。经常跳广场舞，可以很好地塑造女性的形体美，有效强健身体不同的肌肉群，增强人体协调能力，改善关节及骨骼密度。

健体

生命不息，运动不止。女人年过四十，适当科学的运动是保健养生的良好"配方"。广场健身舞是轻缓的有氧运动，经常跳舞能舒筋活络，在有效改善更年期的多种症状、保持身体平衡性的同时，锻炼心血管和呼吸系统，使参与者动作更加敏捷、协调，能促进新陈代谢过程、延缓衰老、消除大脑疲劳和精神紧张，从而达到增强体质的作用。

健脑

广场舞的动作往往需要伴随着人体大脑的识记、保持、再现和回忆四个基本过程，这也就是人体一般记忆的过程。而且在跳广场舞的过程中还运用到形象记忆、概念记忆、情绪记忆和运动记忆等形式，可以不断刺激大脑神经，缓解记忆力减退的现象，达到良好的健脑效果。

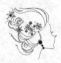

慢跑，让生命更年轻

慢跑是一种十分贴合大众的健身运动方式，方便经济、环保有效，颇受人们欢迎。它能够增强人体心肺功能、增强肌肉活力、消耗多余脂肪、代谢排毒、减压放松，有效防止心脑血管疾病，从而提高生活质量。中年女性保持慢跑的习惯，能够有效防止骨骼硬化，促进血液循环，从而预防老年痴呆。一般来说，清晨或傍晚是慢跑的最佳时间段，可以充沛精力、锻炼身体、消耗热量。慢跑技术要求简单，更无需特殊的场地或器械，无论在操场上还是乡村田野间，都可以随时随地进行跑步锻炼，而且每个人可以自己掌握跑步的速度、距离与路线。

慢跑七大好处

1. 活跃大脑思维

实验研究证明，人体在慢跑时所吸入的氧是静止时候的 8 ~ 12 倍。如果我们的大脑每天获得更多的氧，不仅有利于神经生长，还能活跃思维。尤其是人到中年，如果每周能坚持两次持续 40 分钟以上的慢跑，那么，患老年痴呆症的概率将会大大降低，同时还可以预防癌症，延长人的寿命。

2. 防治高血压

慢跑时，心脏快速搏动，以供给肌肉缩放所需要的能量和血液。因此，保持慢跑的习惯，能够有效增加心脏的负荷能力，运送更多的新鲜血液给身体各组织。而人体在运动中，随着体重减轻，血液中的应急反应激素也会缩小，从而促使血压正常化。

3. 促进血液循环

运动过程中，肯定避免不了出汗，而这种身体自发的排汗方式，能够促进体内多种毒素排出，在促使血液净化的同时，还可以提高运输氧气的能力。细胞获得充分的营养，皮肤看起来才会白里透红，焕发光彩。

4. 增加肺活量

慢跑在短时间内消耗大量的氧气，人体随之就会吸入更多的氧气以供能量。实验研究证明，如果人体每天坚持慢跑 30 分钟，可使肺活量增加 1/3 左右，并明显改善血液化合氧气的能力。

5. 减轻关节负担

我们知道，关节之所以能够灵活自如地活动，关键在于其中的关节滑液。跑步时关节会"吮吸"富含营养的关节滑液，随后又将其挤压出，这一吸一压，一方面减小了关节磨损，同时，增强的肌肉组织能够支撑一部分身体的压力，从而缓解关节的负担。

6. 缓解便秘

研究发现，适当的慢跑能够促使人体副交感神经刺激消化道系统，从而加强物质代谢水平、缓解便秘、改善消化道功能、有效预防肠胃系统疾病。

7. 预防糖尿病

慢跑能够消耗人体肌肉中多余的糖分和脂肪酸。而医学研究也证实了一点，即脂肪细胞释放的物质能够干扰人体胰岛素的产生，因此，适当强度的慢跑能够有效预防糖尿病。

慢跑的方法

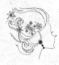

慢跑首先讲究的是脚步频率和呼吸频率，其次才是距离长短。一般情况下，人体要在 6~10 步中完成一次完整的呼吸，直至跑完全部路程，中

间不要停歇，也不要加速，可以根据自身呼吸频率稍微减慢速度。保持这个频率 20 天左右，身体的生理循环系统将会自然完成一次提升。

有些女性担心慢跑会使小腿变粗，其实，这和慢跑姿势有关，尤其是在长跑中。在跑步的过程中，如果是前脚掌或整个脚先着地时，会对小腿前部的颈骨及膝关节造成一定程度的损伤，同时还会刺激小腿肌肉，造成"萝卜腿"。如果跑步时脚跟先着地，然后由脚踝带动到脚掌，这样就会减少腿部关节的损伤，同时，还能有效防止小腿变粗。另外，双脚落地时，膝关节最好保持一定的弯度，不要挺直，这样一方面可以缓冲身体运动对膝关节的压力，另一方面可以对小腿肌肉起到拉伸的作用，减少运动对肌肉的刺激。

其实，即使是采取正确的慢跑姿势，可能在运动初期，小腿肌肉还是会有疲劳、发硬、发胀、发紧等感觉，从而让人体产生"变粗"的错觉。毕竟慢跑是运用全部的腿部肌肉来带动身体跃起，虽然出力的大部分肌肉为大腿肌，但偶尔也会用到小腿肌。为了避免小腿变粗，在慢跑结束后可适当进行一些拉伸动作和放松运动，松弛紧绷的肌肉，放松身心。

慢跑时间

科学实验证明，慢跑 20 分钟，人体肌肉中的糖分和脂肪酸基本已经消耗殆尽，如果接着跑下去的话，身体会开始燃烧贮存的脂肪以提供接下来运动所需要的能量，从而起到减肥消脂的作用。总起来看，消耗身体肌肉的糖分需要 20 分钟，消耗多余脂肪也需要 20 分钟。因此，要想通过慢跑来达到减肥的目的，最好是科学的跑步姿势搭配不少于 40 分钟的慢跑时间。不过，年近四十的女性，骨骼较为脆弱，在慢跑中最好是根据自身体质来确定时间长短，以免引起不适。

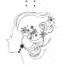

慢跑强度

　　慢跑强度对年过四十的女性来说尤其重要。一般情况下，自我感觉是运动适度与过度的重要指标。运动适度，人体表现于外的特点有轻微的呼吸急促、面色发红、津津小汗；运动过度，人体则会出现心慌气短、头晕大汗，甚至疲惫不堪等体征。如果你跑步结束后保持"面不改色心不跳"，那说明你的慢跑强度较低，达不到增强体质和消耗脂肪的作用，还需要再加点量。

慢跑饮食

　　关于饮食方面，则因人而异，通常情况下，跑前两小时不要进食太多，不要多吃固体食物。运动后进食适量水果、纯净水、粥等，如果身体感觉过度疲劳，则可以补充些功能饮料。研究表明，肌肉在运动后的 30 分钟对糖的接受度最高，因此，如果在运动后的 30 分钟内吃点东西，可以大大缓解肌肉的紧绷感和酸痛感。

　　运动后的食谱主要以补充碳水化合物为主，同时不要忽略蛋白质的摄入，蛋白质和碳水化合物是的最佳摄入比例是 1∶3。另外，补充一些坚果类的饼干或是食用适量酸奶，都是不错的选择。对于减肥的女性来说，跑步后的 1 个小时之内不要进食，以保证瘦身效果。

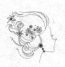

微运动，给上班久坐的你

微运动，最初开始于写字楼。城市白领们久坐伏案、长期对着电脑的工作模式，使其身体逐渐变得脆弱，出现了循环不畅、代谢下降的问题，腰酸背痛、两腿发麻，更有甚者头晕胸闷、视力模糊，呈现一种倦怠无力的亚健康状态。

针对这种情况，建议大家做一些"微运动"，也就是通过做一些简单灵巧的动作来放松全身肌肉、缓解身体不适。"微运动"使得运动不再受场地局限，办公室的角落、公交车上、家务劳动中……随时随地可以进行。

瘦腿微运动

久坐一族的白领们，长期伏案工作，腿部因为得不到有效锻炼而出现沉重感、无力感、肿胀感，这是气血瘀滞所导致的。除此之外，由于人体长时间保持坐姿，上半身的力量常常靠髋关节来支撑，日积月累，髋关节很有可能出现疼痛、麻木等不适感。

1. 向后压腿

双腿保持前后站立的姿势，身体前倾扶于墙面或桌面，前腿膝盖弯曲，后脚脚跟紧贴地面，尽力伸展后小腿，前后脚替换方向做。这组动作一般为15秒左右，前后轮流各做四组。

2. 伸直膝盖

坐在椅子上，两手固定于椅子两边，双腿伸直并抬起其中一条腿，在空中静止半分钟，然后换腿做，姿势一样。过程中需要注意的一点是，伸直双腿的同时，不要随意移动膝盖。

3. 跷腿拉髋

坐在椅子上，将右腿至于左腿之上，形成跷二郎腿的姿势，然后右手轻微用力以保持身体平衡；抬高左手，利用其牵引力将上身向左侧伸展约45度，保持半分钟左右后，即可换边做，左右腿交替进行各四组。

提臀微运动

长期久坐，容易导致臀部肌肉松垮无弹性，不过，臀部肌肉组织较为发达，通过适时的锻炼和拉伸，还是可以使得臀部丰满翘挺的。

1. 桥式练习

平躺于床上，双手放松置于头部上方，双腿弯曲，脚掌着地。先进行深呼吸，吸气时保持静止状态，呼气时抬起腰部和臀部，用脚部和肩部的力量来支撑起身体，坚持半分钟后放下并配合吸气。这套动作主要是依靠臀部的力量，15次为一组，一般持续2~3组为宜。

2. 台阶练习

身体直立保持放松，站在距台阶一步远的位置，然后一只脚踏上台阶，另一只脚离地抬起。踏在台阶上的那条腿要用力伸直，支撑整个身体的重量，左右腿交替用力，20次左右为一组，一般做2~3组为宜。如果想增加动作难度，可以将台阶的高度增加。

减肥微运动

久坐伏案，使爱美女性们在不知不觉中腰背弯曲，腹部脂肪也越积越多。办公室女性可以通过一些"微运动"来有效改善这一现象。

1. 上半身拉伸运动

坐于有轮子的椅子上，双臂向前伸展，保持与肩同宽，双手抓紧办公桌边缘，拇指和四指分别置于桌子上下方。然后将脚部抬离地面，用身体的力量往后推动椅子，直至眼睛看到地面，坚持半分钟后再慢慢拉回椅子至腹部与桌面相抵。在这个过程中，始终要收紧腹部，重复坚持20次左右。

2. 椅上转扭运动

身体端坐于椅子上，右腿放于左腿之上，呈跷二郎腿的姿势，然后做深呼吸，同时进行扭腰动作，向右扭动腰部，眼睛跟着右肩看过去，扭动幅度可以稍大些，两臂可以配合上身的转动以保持平衡。每个动作坚持20秒左右即可。左侧动作相同。

护颈微运动

第一招，放松身体，保持站立姿势。双手叉腰向后仰，颈部同时向后压，然后还原站立姿势。再将双手置于头部，用手向前压颈部。每个动作坚持15秒左右即可还原，这组动作主要是为了放松颈部和肩部的肌肉组织。

第二招，双手叉腰，用拇指轻轻揉按背部下方。然后将头部向后、向两侧弯曲直至产生拉紧感，每个方向的动作坚持15秒，然后还原。

第三招，保持站直或坐直状态，将一只手背在背后，另一只手将头部侧拉，停留约15秒后还原，左右手换边做。

第四招，身体保持平躺姿势，屈膝，两手轻松置于身体两侧，双脚合紧。然后双脚转向一方，头部则向相反方向转动，直至背部产生拉伸之感，左右交替做，每个方向坚持约15秒。

第五招，身体保持平躺姿势，屈膝，放松背部肌肉。然后头部、肩部离地，尽量向前胸方向靠拢，同时双臂也将膝盖向头部方向拉伸，保持动作约15秒后还原。

腰部微运动

人体腰部的损伤，往往是因脊柱长期承受过重的压力所导致的。因此，经常进行腰部微运动，不仅可以有效改善腰部不适感，还能锻炼人体脊柱核心肌肉群的伸展稳定性，从而加强腰部在中立位置下承受身体重压的能力，尤其适合办公室女性白领练习。

1. 骨盆卷动

身体保持仰卧姿势，肩背部、颈部、头部保持生理曲度，屈膝。然后进行深呼吸，吸气时，感觉全身像一本书卷起来，倾斜尾骨、腰椎。这个过程中要注意一点，是骨盆卷动而不是腰腹部向上挺，以免抬起颈椎。呼气时，感觉身体就像摊开的一本书，从尾骨、腰椎逐步回落到垫子上，期间动作宜缓慢，并努力伸展每一节椎骨。

这套动作主要是锻炼腰部和骨盆的稳定性，激活肌肉和关节中的稳定机制，因此，要尽量避免将腰椎向上顶，否则会增加其曲度，不利于稳定性的维持。

2. 伸懒腰

专家指出，白领一族长期保持同一坐姿，很容易使腰部持续受力，从而形成腰肌慢性磨损的状况。腰部肌肉疲劳，是诱发腰肌劳损的一大原因。而伸懒腰这种极其简易的锻炼方式，对于腰部伸展、血液循环、放松肌肉都有很大的作用。除此之外，伸懒腰还能有效疏通颈部血管，从而使新鲜血液顺畅地到达头部，让大脑获取充足的营养，缓解疲劳，改善精神状态。同时，伸懒腰还能使全身的肌肉尤其是腰部肌肉在富有节奏的伸缩中得到锻炼，有效防止腰肌劳损等腰部常见问题，及时纠正脊柱弯曲的问题，保持健美体形。

3. 前屈后伸

身体保持站立姿势，两腿放松并分开，与肩同宽，两手叉腰，按照由慢到快的速度对腰部进行前屈和后仰的动作，前后各伸展 10 次左右即可。

除了上述方法之外，还可以身体站立，两腿分开与肩同宽，并稍微弯曲，双臂自然下垂，手握拳。然后左右转动腰部，两臂随之前后摆动，并借助摆动的力量对小腹和背部进行有节奏的叩击和拍打，力量大小视情况而定，以身体感觉舒适为宜，连续做 30 次。

赘肉就要这么除

城市白领们久坐及缺乏运动的生活和工作习惯，常常让身体上的赘肉"肆无忌惮"，不仅影响了身材美观，同时还会带来极大的健康隐患，增大心脏病的患病风险。

很多人都没有"腰围意识"，其实，腰围不仅仅是美丽的一个标志，更是健康的象征。科学研究证明：腰围肥大的女性患心脏病的几率要更高。而且，腰部脂肪与身体其他部位的脂肪相比，其危害性更大。因为腰部脂肪较为活跃，很容易进入人体腹腔，释放出的脂肪酸会随着血液流入身体各个部位，导致血管壁加厚增肥，从而使得血管变窄变细；脂质堆积于血管中，不仅会引起血管硬化，还会增加心绞痛、中风等疾病的患病风险。除此之外，大量脂肪存于体内，日积月累，很容易使脂肪代谢异常，糖分代谢紊乱，从而诱发高血压、糖尿病等，而这些病都有可能加重心脏的负荷，诱发心脏病。因此，专家提醒广大女性，要经常关注自己的腰围，同时采取适当措施控制自己腰围的增长。根据世界卫生组织制定的标准，女性腰围的上限为88厘米，男性则是102厘米。基于亚洲人体形不像西方人那般强壮，都略微偏瘦，因此，女性腰围的上限为80厘米，男性则为90厘米。如果腰围超过上限，就属于腹型肥胖了。

身体的赘肉除遗传因素和内分泌失调的原因之外，大多数是由于不健康的生活习惯所致。摄入和消耗的热量不平衡，导致赘肉越积越多。因此，专家建议，合理运动和健康饮食是消除赘肉的最佳方式。适当进行体

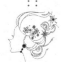

育运动，诸如跑步、游泳、骑自行车等。多食用新鲜蔬菜和水果，远离高脂肪的食物，适当多摄入膳食纤维，戒烟戒酒，清淡饮食。

原地跑步法

跑步是一项全身燃脂的运动，其中以原地跑步最为简便有效。只要掌握一定的技巧，原地跑步不仅可以有效去除身体赘肉，还能局部塑形。

1. 热身阶段

热身阶段可以听着音乐或看着电视，双臂随意而自然地摆动于身体两侧，原地走路约 3 分钟，让身体先有一个准备和缓冲的时期。期间需要注意一点，要尽量用鼻子呼吸而不是嘴巴，以保护气管。

2. 慢跑阶段

热身过后，逐步加快摆臂的频率和走路的速度，最后进入跑的状态。过程中可以边看电视边跑步，把运动当作看电视的辅助动作，适当地转移注意力，会发现跑步轻松了许多。

3. 匀速耐力阶段

通常情况下，我们认为运动要持续 20 分钟以上才能达到消耗脂肪进而减肥的功效。其实，当人体持续运动一段时间后，具体选择哪种"燃料"来制造能量是一定的，它往往取决于运动强度，也就是跑步速度。研究证明，低速跑步时，人体会消耗脂肪来提供能量；而快速跑步时，则会消耗人体糖分。因此，如果跑步速度过快，是减不了肥的，最好保持匀速耐力前进。原地跑步通常需要持续 1 个小时左右，而这期间，最重要的就是要转移注意力或是兴奋点，跟着音乐的节奏运动，慢慢就会发现，原来持续慢跑一个小时并没有想象中那么难。

健身教练提醒，长时间跑步结束后，放松和整理运动一定不可少。另外，也不要一跑完就坐下来或开始吃东西。跑完之后可以再适当多走几

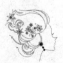

步，同时甩甩胳膊或腿，有利于肌肉放松和关节恢复。

两招消灭萝卜腿

1. 高强度拉伸

人体保持跪卧姿势，双臂和膝盖支撑身体，然后将左腿向前伸展，同时脚跟接触地面，脚尖用力回勾，双手慢慢向前伸展，拉直脊柱和背部，保持这个动作约1分钟后将身体收回。左腿保持伸直的状态，脚背向前打开并朝左翻转，脚部外侧接触地面，双手向前移动，拉伸脊柱并持续1分钟左右的时间。

这个动作主要是拉伸小腿肌肉，并深度放松长期紧张的小腿，尤其适合于肌肉型体质的人进行塑形练习。

2. 英雄坐姿

人体保持跪卧姿势，将膝关节并拢，双脚分开约与骨盆同宽，脚尖指向身体后方，将臀部置于双腿之间的地面上，上半身保持直立状态，持续约5分钟左右。这个动作主要是拉伸脚部和小腿的肌肉，对于长期穿高跟鞋导致的足部骨骼畸形或是双腿无力、关节损伤，甚至是静脉曲张都有良好的缓解功效。经常做此套动作，可以优化小腿线条，紧实大腿肌肉，塑形有致。

夏天科学除赘肉

1. 不要过度剧烈运动

健身专家提醒大家，通过过度剧烈的运动来减轻体重并不科学，锻炼贵在长期坚持，适当的运动时间和运动强度才是消除赘肉、消减脂肪的有效方法。通常情况下来讲，人体在经过运动后，由于体内水分的流失，体重自然会出现下降的现象，至于消耗的脂肪有多少就不得而知了。因此，持之以恒的耐力运动才是减肥成功的关键，不过锻炼时间和锻炼强度也需要因人而异，不宜过度剧烈，以防引起肌肉劳损、关节不适。

2. 避免长时间运动，运动前后要注意补水

夏季天气炎热，人体出汗多，空气干燥，身体极易缺水，如果再进行长时间的锻炼，很有可能因为血糖过低而导致头晕、昏厥，从而使得免疫力下降，反而对健康不利。而且夏季运动即便是已经严格控制好时间，可是燥热的天气还会使体内的水分加速流失。因此，运动前后要做好补水工作，最好补充一定量的生理盐水，以防脱水或中暑。

3. 适宜室内运动，游泳受追捧

夏天炎热，人体如果长时间在户外进行运动流汗显然是不适合的，游泳作为一项全身运动，不仅可以锻炼身体的每一个部位，获得良好的燃脂效果，还能促使全身降温。一般的游泳池或是海滩，水温都比体温低，可以促使血管收缩，加快血液循环，从而改善新陈代谢。但是需要注意一点，在下水之前做好足够的热身运动，以免发生意外。另外，在游泳过程中切忌游得过快、过急，应循序渐进。

4. 运动后远离零食和冷饮

对于减肥的人群来说，运动后的零食和冷饮要尽量避免。经常听到不少朋友抱怨："我选择很科学的锻炼方式，并且也一直在坚持，可是终究不见体重下降。"专家表示，这种情况很大程度上是与他们的饮食习惯有关。很多人认为锻炼之后，身体消耗很大，适当补充点冷饮或是零食没有关系。但是冷饮、零食属于高糖分食物，进入人体后能够引起血糖升高，同时在胰岛素的作用下，快速转为脂肪，从而导致体重居高不下。另外需要注意的一点是，冰激凌中有大量的反式脂肪酸，不利于身体健康，要尽量少吃。

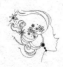

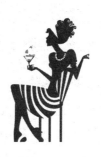

PART THREE 第三章

女人养生就要养气血

补铁，请不要忽略

铁是人体必不可少的营养元素之一，对女性尤其如此。铁元素储存于血红蛋白中，因为人体红细胞的更新周期为四个月，因此，只要期间不发生失血情况，细胞中的铁就可以被重复利用。而且铁元素的人体需求少，代谢流失少，所以通常不需要额外补充。

可是育龄期女性由于每月的例假会造成一定程度的铁元素流失，使其无法再被利用，所以，育龄期的女性很容易出现各种血虚症状，对铁元素的需求也就大大增加。一般情况下，例假属于女性正常的生理现象，但是如果例假期间失血量过大或是周期太短，很容易引发贫血。从这个角度来看，及时补充铁元素对女性健康和养生有着至关重要的作用。

三种具有补铁功效的食物

通常情况下，铁含量较高的食物有红色瘦肉、动物血、木耳、肝等，但是铁含量较高并不代表补铁效果好。一种食物对人体补铁效果的好坏取决于三种因素，一是食物本身的含铁量，二是食物中铁元素的吸收率，三是食用总量。铁元素一般有两种，一种是血红素铁，另外一种是非血红素铁，二者的吸收率差别很大，血红素铁要明显优于非血红素铁。血红素铁多半存在于动物性的食物当中，其吸收率高达15%，而且不受其他膳食因素的影响。非血红素铁则多存在于植物性的食物当中，不过像牛奶、羊

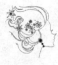

奶、鸡蛋等，虽然属于动物性食物，但是含有较多的非血红素铁，相当于植物性食物，所以吸收率较差，仅为1%～5%，而且很容易受到植物性食物中草酸盐、植酸盐以及茶叶中多酚类物质的影响。因此，动物性食物对人体铁元素的补充要明显优于其他食物。同时，这类食物的分量很实在，食用多少就是多少。而植物性食物，如黑木耳，虽然它的铁含量也很高，但是黑木耳在食用的时候多半需要泡发，尤其是干木耳，这个过程中铁元素的流失较为严重，因此，人体吃进去的铁元素非常有限，当然补铁效果也就不如人愿。综上所述，人体补铁的主要三种食物为红色瘦肉、动物肝脏、动物血。

具有补铁功效的药物

有些女性经期出血过多，贫血情况较为严重，甚至已经影响到日常生活，此时，食补的作用就不那么明显了，必须进行适当的药补。常见的具有充养气血、补铁功效的药物有人参、当归、黄芪、党参、熟地、丹参、首乌、枸杞等。而常用的补铁养血的方剂有人参归脾汤、十全大补汤、保元汤、四物汤、人参荣养汤等。当然了，在日常生活中，也可以用党参、当归、枸杞、黄芪等制成各种汤粥或药膳，不仅可以发挥补铁养血的辅助治疗功效，还有助于红颜常驻。下面为大家推荐三种补铁养血的药膳粥。

1. 三红补血养颜粥

配料：红枣10颗，血糯米50克，枸杞、红糖各25克。

做法：将上述前三味材料放入铁锅中，加水适量后开火煮沸，然后转为小火煨，直至米烂粥熟，然后添入红糖，搅拌均匀即可。每日早晚各一次，一天服用一剂即可。

保健功效：养血益肝、补肾丰肌。适用于营养不良、缺铁性贫血、面

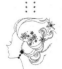

色苍白无血色以及身体瘦弱之人，疗效甚佳。

2. 菠菜猪肝汤

配料：猪肝 200 克，新鲜菠菜（连根）300 克，生姜适量，盐少许。

做法：将菠菜洗净后切断，猪肝切片，生姜切丝。将锅中放入水，置于火上烧开，然后放入切好的生姜丝和少许食盐，再放入准备好的菠菜和猪肝，直至水沸猪肝熟。喝汤食肉，也可佐餐食用。

保健功效：菠菜、猪肝都是补铁养血的上品，经常食用，对于缺铁性贫血很有效果。

3. 胶芪枣汤

配料：阿胶 10 克，黄芪 20 克，大枣 10 颗。

做法：先将黄芪和大枣置于锅中，加水适量后煎煮至沸，然后取其汤汁，再将阿胶放入，使其溶于汤中。每日早晚各一次，每日一剂。

保健功效：黄芪、大枣生血，阿胶补血，此药膳具有补气益血的良好功效。

4. 黑芝麻小米粥

配料：小米 75 克，黑芝麻 15 克，白糖适量。

做法：首先将小米和黑芝麻洗净，然后小米置于清水中浸泡半个小时，捞出后沥干。黑芝麻洗净后晾干，研成粉末。将锅置于火上，添入适量清水，将沥干的小米放入，开大火煮至沸，然后转为小火熬煮至米烂粥熟后，加入适量白糖调味，再慢慢放入黑芝麻粉，搅拌均匀即可享用。

保健功效：补血养生，补肾安神。

5. 首乌枸杞桑葚粥

配料：首乌、枸杞、桑葚各 10 克，大米 100 克，红糖少许。

做法：将大米淘洗干净，枸杞洗净，然后将上述所有食材放入锅中，加水适量，开大火煮至粥熟，每天两次，早晚服用。

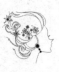

保健功效：补血养生，适用于肝肾不足之人，或是腰膝酸软、须发早白者。

6. 桂圆参煎

配料：龙眼肉 30 克，黄芪 15 克，酸枣仁、生晒参各 10 克，大枣 10 枚。

做法：将上述所有材料洗净后置于锅中，开大火煮至沸后，转为小火煨约半个小时即可。每日三次，分为早、中、晚服用。

保健功效：补血补气，改善由于心血亏虚引起的健忘、失眠等证。

7. 四红粥

配料：糯米 80 克，红皮花生、红豆各 30 克，红莲子 20 克，黑枣 10 颗。

做法：先将上述所有材料洗净，然后将红皮花生、红豆、红莲子、糯米置于清水中浸泡 6 小时。将浸泡好的红皮花生、红豆、红莲子、糯米一起放入砂锅，加水适量，大火煮沸后，转小火熬至黏稠，出锅前添入适量红糖调味即可。

保健功效：味道甘甜、养颜美容、补铁补血，可缓解缺铁性贫血引起的各种不适。

女性补铁注意事项

第一，女性在口服铁剂的时候，应该将药物置于舌头之上，并用水直接冲饮，最好不要咀嚼，否则会染黑牙齿，影响美观。

第二，服用铁剂一段时间后，临床症状有了明显的改善，但是最好不要立即停药，应该在医生指导下再服用一段时间，补充体内铁质，防止贫血复发。

第三，在服用铁剂期间，避免食用过多的含钙类食品如豆腐和高磷酸

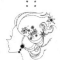

盐食品如牛奶。这两种食物都能与铁剂相融合而生成沉淀，影响补血效果。另外，服用铁剂的同时，最好也不要饮用大量浓茶或咖啡，其中的鞣酸同样会与铁产生沉淀，从而影响铁质的吸收。

第四，针对贫血情况而进行补铁时，应坚持小量、长期的原则。严格按照医生指导服用，不可自作主张而随意加大用量，以免发生急性铁中毒。

第五，四环素族抗生素与铁剂会发生融合沉淀，因此，尽量避免同时服用。如果二者必须服用，则应间隔3小时以上。

第六，口服铁剂期间，大便颜色可能会变为褐黑色，不过不用担心，这是因为铁与肠道内的硫化氢反应而生成硫化铁导致的，一般停用后即可恢复。

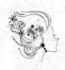

面黄更要补气血

女性随着年龄逐渐增大，皮肤开始变得松弛，面部肌肤表现尤其明显，面色黯淡无光泽、萎黄、长斑等问题层出不穷，秋冬季节更甚。专家表示，秋冬季节气候干燥，肝火旺盛，如果气血亏虚，则面部很容易长色斑、变得萎黄无光。从本质上来说，这是女性肝气郁结、气滞血瘀导致的血液运行不畅、气血失调，表现于外就是皮肤发黄、失眠烦躁、口苦有异味，甚至还会伴随月经不调、卵巢囊肿、子宫肌瘤等疾病。

补气血就是补脾

人的气血津液来自于两方面，一方面源于父母，也就是先天的体质，另一方面就是后天饮食中的水谷精微及营养物质。中医认为，肾为先天之本，脾为后天之本。先天不足是我们所无法改变的，而后天的气血运行则基本都靠脾脏来完成。脾脏将人体饮食中的五谷营养转化为气血、津液，然后逐步运送到需要的身体组织，从而濡养全身的肌肤、器官、毛发等。也就是说，只有脾脏健康，机体才能血肉充盈。正所谓"健脾益气，气血精盈，则面若桃花，唇红齿白，发如青丝"。

按摩助气血

1. 按摩后脑

用双手拇指指腹按压枕骨下后脑处，其他手指搂抱，两手拇指着力，

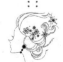

先以一定的力度从内向外旋转揉按 30 下，然后再从外向内揉按 30 下，其余手指随着拇指而移动。

2. 按摩太阳穴

将双手的食指、中指、无名指并拢，食指着力按压太阳穴，中指按摩丝竹空穴，无名指按摩瞳子髎。太阳穴位于眉梢和眼梢的中间向后约一寸左右的凹陷处；丝竹空穴位于眉后凹陷中；瞳子髎位于丝竹空穴直下之处。三指揉按的同时，两拇指分别置于耳垂后的凹陷处。先向前揉按 50 下再向后方揉按 50 下，循序渐进。

3. 按摩腋窝

腋窝是我们人体的保健大穴，不仅有淋巴结和大量的汗腺，同时也有很多的毛细血管及末梢神经。研究证明，每天适当揉按腋窝，能够起到保健养生的效果。每天揉按腋窝 3 次，每次持续 5 分钟左右，腋窝在受到良性刺激之后，不仅可以有效促进血液循环，还能促使体内的血氧转化，改善组织器官的功能。

4. 按摩前胸

人体的前胸有胸腺，它是人体免疫系统中非常重要的组织器官之一。每天用手掌按摩前胸 200 次左右，尤其是心窝部穴位，能够有效增强人体的抵抗力和免疫力，提高自身抗感染和抗病能力的同时，有效减缓衰老。

5. 按摩颈椎部位

双手交叉于颈部，左手掌放在后脑，右手掌置于颈椎，双手一左一右，一推一拉，来回揉搓颈椎及颈动脉，约 50 下。

6. 双手摩擦脸部

先轻闭双眼，双手捂脸，两个无名指置于鼻梁两侧泪腺沟，两拇指沿着两个耳腮，然后把双手从额头发际由上而下按摩，直至下巴。随后再由下往上推动，按摩约 50 次即可。

女性冬季补益气血药膳

1. 当归红枣排骨

配料：当归、红枣、排骨适量，葱、姜、食盐少许。

做法：将排骨放入热水中焯一下，去除血水之后取出沥干水分。将锅洗净后重新放入排骨以及葱、姜、蒜、当归、红枣，加水适量开大火煮沸后转为小火煨，直至排骨软烂，添入适量调味品，即可食用。

保健功效：滋阴润燥，养颜护肤。

2. 羊乳红枣粥

配料：羊乳、粳米、生晒参各适量，冰糖、红枣适量。

做法：先将生晒参切片，粳米洗净，然后将备好的粳米和生晒参、红枣一起放入锅中，加水适量大火煮沸约30分钟，随后将羊乳倒入，再煮片刻即可出锅享用。

保健功效：此粥具有益气补中、补气养血的功效，尤其适合面黄肌瘦、精神萎靡、四肢无力以及便秘者食用。

3. 枸杞山药云豆鸡

配料：枸杞10克，鲜山药140克，云豆40克，雌仔鸡1只，调料适量。

做法：先将云豆泡软，山药洗净去皮，切成大小适宜的块状备用。仔鸡洗净、切块、过沸水焯。然后将所有食材一同放入盆中，再添入枸杞、葱、椒、姜、盐、料酒及清水适量，封口，然后置于蒸笼上蒸熟食用，每周1~2剂。

保健功效：此汤具有养肝益精、健脾养血的功效，尤其适用于肝肾亏虚，精血不足引起的小腹胀坠、腰膝酸软、经少色淡，或伴潮热、耳鸣等症状。

4. 双红补血汤

配料：红薯 500 克，红枣 10 克，红糖适量。

做法：将上述所有材料放入锅中，加水 2000 毫升，开大火煮沸，待红薯七八分熟的时候放红糖。如果不喜欢吃红薯，可以将红薯换成南瓜。

保健功效：健脾益胃，养血补气。

5. 木瓜银耳汤

配料：银耳、木瓜适量，红枣、冰糖少许。

做法：先将银耳泡发，然后置于锅中，加水适量，开大火煮沸，然后放入红枣，转为小火煨 30 分钟，最后添入冰糖和木瓜，等到再次煮沸，即可食用。

保健功效：滋阴润燥、养颜美容。

以上是几种常见的补气养血的药膳，对于提高女性的免疫力，改善女性的体质具有很好的功效，同时还能保持女性的青春活力，养颜美容。女性在生活中可以经常食用一些这样的药膳，也可以变换种类吃，有益于保健养生。

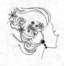

冬季，让身体暖起来

中年女性在经过结婚生育后，身体经常会出现由于气血衰虚、阳气不足而导致的畏寒怕冷现象。中医指出："阳虚则外寒"，人体阳气不足，就不能温煦脏腑和肌肉，当然也就无法抵御外来寒邪的侵袭。清代医家在《医理辑要》一书中也曾提出："要知易风为病者，表气素虚；易寒为病者，阳气素弱；易热为病者；阴气素衰……"。另外一部分女性则是由于常病久病，或是脾胃失调、月经量过多，致使气血生化不足。气为血之帅，血为气之母，气为阳，气虚必然会产生懒言少语、面色苍白、气短乏力等现象。无论是先天阳虚还是后天气血不足，都应该及时进补及治疗。

红色食物，驱寒补气

冬季，天寒地冻，万物萧条，人体阳气内收，阴气外放，正是进补的好时机。对于注重养生的中年女性来说，冬季不妨多吃点红色食物，驱寒补气，益血养生。红色食物一般分为两种，一种是颜色为红色的食物，一种则是富含血红素的肉制品。

颜色为红色的食物诸如山楂、红枣、胡萝卜、红薯等，含有丰富的多酚类色素、番茄红素以及花青素等多种抗氧化作用的成分，还富含钙质、铁等元素，对心脑血管有良好的保护作用。富含胡萝卜素的胡萝卜能够健胃消食、补肝益气、止咳降气。红枣能充养气血、安神益中。红薯可以补

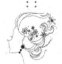

脾益胃、抵御风寒。这些"平民"果蔬，在中医眼中可都是"良药"，只要合理搭配，健康饮食，就能收获温暖与健康。

红色肉类食物同样是养生高手。它们性温而不燥，富含铁质，具有充养气血、抵御风寒、滋补身体的作用。冬日里，可以将羊肉与当归、生姜一起熬汤食用，是补血养颜、温中益肾的美味佳肴，每周食用 1～2 次即可。

冬季多追追太阳

中医提醒，冬季多晒太阳，尤其让背部多接受阳光的照射，能够起到壮阳的作用。在中医经络学上，背部属阳，是人体全部阳性经脉的统领和总督，手足三阳经及奇经八脉皆通于此，是人体阳气最盛的部位。如果经常受到太阳的照射，能够多采自然之阳气，使"行走"于我们身体背部的阳经活跃，温络通经、活血化瘀。西医学也证明，人的背部皮下组织藏有大量的免疫细胞，这些细胞在阳光的照射下或是通过拍打、揉捏等方式得以激活后，可调和脏腑、调理气血、舒经活络、畅达人体元气。

冬季阳气潜藏，阴气极重，除了多晒太阳以补充阳气，还要适量运动，因为"动则生阳"，所以冬季的运动不可忽视。饭后散步或是室内运动，乒乓球、羽毛球、跳绳都是不错的选择。如果是户外运动，可在午间或是午后，因为这段时间户外温度较高，室内外温差较小。运动时不宜过度剧烈，以免损阳气、伤气血，运动前一定要做好热身准备。

适合中年女性的冬季下午茶

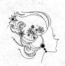

1. 红参大枣茶

红参搭配大枣，光是想一想，就已经感觉全身暖呼呼了。红参的量不宜过多，半根左右即可，然后再加 4~5 颗大枣，少许枸杞和生姜片，3~4 颗桂圆干，如果加点红糖，那就更美味了。

红参和大枣都具有补益气血、暖胃疏通的功效，对于中年女性常见的四肢酸冷、体虚无力、烦躁不安等有很好的缓解作用。

2. 苹果茶

苹果性质平和、营养丰富、味道鲜美兼具养生的功效，不仅可以改善心肺及呼吸系统的作用，还能润滑肌肤、充养气血，是美容养颜的上佳之品。苹果可以日常食用，也可以做成茶饮。将苹果洗净后切成大小适宜的块状，然后放入清水中，再添加适量肉桂粉，一同蒸煮服用，如果添入少许红茶和方糖，味道会更特别。

下面再为大家推荐几款苹果茶，作为日常保健养生之用。

（1）草莓苹果茶

配料：苹果 1 个，草莓 5 颗，红茶 2 包，柠檬汁适量，蜂蜜少许。

做法：苹果洗净后去皮去核，切成大小适宜的块状备用；草莓洗净后切小块备用。红茶包置于开水中浸泡，滴入柠檬汁（柠檬汁的多少依据个人喜好，因为草莓和苹果本身味道偏酸，所以不建议添加太多，如果很喜欢酸味，则可以依据个人口味酌量添加）。取出茶包，添入少许蜂蜜，搅拌均匀，放入苹果块和草莓块，然后倒入花茶壶中保温。随饮随倒，口感甚佳。

保健功效：补充人体维生素，暖胃养生。

（2）苹果热红茶

配料：苹果 2 个，清水 80 克，冰糖 20 克，柠檬片 3~5 片，红茶 2 包。

做法：苹果洗净后去籽切片，置于盐水中备用（这样做是为了防止褐变）。清水置于锅内，添入冰糖和红茶包，开火煮沸后，加入苹果片，稍微煮后，将柠檬片放入，搅拌均匀，即可享用。

保健功效：暖胃补虚，保健养生。

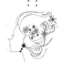

（3）香蜂苹果茶

配料：苹果半个，红茶1包，柠檬香蜂草4~6片，冰糖少许。

苹果洗净后去籽切小块，香蜂草洗干净擦干备用，红茶包放入杯中，加热水200毫升，浸泡片刻后放入苹果块和香蜂草，再浸泡5分钟，搅拌均匀，即可享用。

保健功效：健胃消食，促进消化。

3. 低脂奶热可可

热可可搭配黑巧克力，再调入些牛奶，口感绝佳，暖身舒心。担心发胖的女性可以选择脱脂牛奶或是低脂牛奶，不喜欢可可的女性，可以换作红茶或黑茶来煮牛奶，同样具有暖身营养的功效。

黑巧克力中的大量生物类黄酮不仅可以促进女性心脑血管健康，还能有效降低血压，调节体内激素分泌。

4. 蜂蜜柚子茶

蜂蜜柚子茶是很有名的养生饮品，其甜蜜滑口常常让女性们爱不释手。将柚子在热水中浸泡5分钟左右，洗净擦干后用刀将最外面那层黄绿色的皮薄薄得刮下来，切成细丝，越细越好，然后放点盐腌一下。然后将果肉剥出，去除核及薄皮，用手掰碎，与柚子皮、冰糖一起放入干净的锅中，加一碗水，大火煮到开锅时，改为小火，熬至黏稠，柚皮金黄透亮即可，晾凉。最后，放入蜂蜜搅拌均匀（一定要等凉了之后再拌入，否则高温容易破坏蜂蜜中的营养物质），装入准备好的空瓶中，冰箱冷藏一周左右就可以了。当然，冷藏放置的时间越长，口感就越好。冲调的时候最好用温水，这样不会破坏原有的营养成分。

蜂蜜柚子茶将蜂蜜促进人体排毒和柚子美白的效果结合起来，经常饮用可以清热降火、止咳化痰、祛斑消炎、嫩白肌肤，特别适合那些天天受电脑辐射，皮肤损伤较为严重、气色暗淡的白领女性饮用。

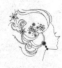

苹果富含多种维生素和矿物质，经常食用，对于保持人体健康有着非常大的意义。除了上述所说的苹果茶之外，苹果还有很多其他的吃法，同样可以起到暖胃养生、补虚益气的功效。

1. 苹果瘦身汤

配料：海带100克，苹果2个，瘦肉250克，生姜3片，水适量。

做法：瘦肉洗净后切块，过沸水焯一下。苹果洗净后去皮去核，切成大小适宜的块状。海带洗净后，置于清水中浸泡1个小时。将锅置于火上，加清水适量，大火煮沸后将所有食材放入，煮20分钟左右，再转为小火煲1个小时，出锅前撒少许盐调味，即可食用。

保健功效：消脂减肥、美白肌肤、清理肠胃，尤其适合于皮肤干燥、粗糙的人日常食用。

2. 苹果粥

配料：苹果250克，西米、白糖各50克，水适量。

做法：苹果洗净后去皮去核，切成大小适宜的块状备用。西米淘洗干净，放入锅中，加水适量，开大火煮沸后，转为小火煨，然后将苹果放入，煮至米烂粥好，添入少许白糖，搅拌均匀，即可食用。

保健功效：此粥具有软化血管、降低血压的功效，经常食用能够有效抗老防衰、延年益寿，对中老年人尤为适宜。粥中的苹果具有生津止渴、润肺除烦、健脾益胃的作用，特别适合精神不振、消化不良、大便干结、高血压等症状的人群食用。

3. 苹果牛奶饮

配料：苹果200克，牛奶150克。

做法：苹果洗净，去皮去核，切成块状。牛奶置于锅中，放入苹果，开小火煮沸，即可饮用。苹果不限品种，但最好是新鲜的。牛奶全脂的或是脱脂的都可以，减肥的人可以选用脱脂牛奶。

保健功效：苹果含有大量的膳食纤维和果胶，能够有效调整肠道菌群生态，保持肠胃健康，促进食物的消化与吸收。

4. 自制苹果醋

配料：苹果2个，冰糖200克，白醋300克，大玻璃罐一个。

做法：苹果洗净后去皮去核，切片。将苹果片与冰糖间隔放置于大玻璃瓶内（一层压一层），保证每层中间存有较大的间隙，间隔中冰糖的量也要控制，最好少于苹果的一半。铺好后添入白醋，将玻璃瓶封口封严，放置在20℃~30℃的阴凉处发酵2~6个月。放置时间越久，味道越香醇。

保健功效：口感独特，保健养生。

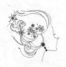

吃对保健品，不花冤枉钱

女性保健品一向受到欢迎，尤其是养颜排毒类、补血类、减肥类，各地的女性保健品厂商也都看好女性市场的前景，争得不可开交，与此同时，女性同胞们也经常受到售货员、厂家"神乎其神"的宣传或是各种促销手段的影响，不管三七二十一，心动就行动了。广大女性在争相购买和服用保健品时，有没有想过此种保健品真的能如宣传所说的那般有效吗？怎么使用，才能起到最大的作用呢？

专家提醒慎选女性保健品

保健品从本质上来说，其实是一种食品，虽说有一定的功效，但并不是"疗效"。有些保健品厂商为了追求利润，随意夸大产品的作用和价值，消费者应提高警惕，以免上当。专家称，消费者在选用保健品时，要结合自己的生理及病理情况，以适合自己为首要原则。另外，还需要看清产品所含成分及用量。比如大黄，它是一种含有蒽醌类成分的物质，对于缺乏或是需要的人来说，它是相当有益处的，而对于普通人来说，过度服用很有可能会导致人体免疫力的下降，日积月累，还会影响人体对某些营养物质的吸收。另外，专家还表示，保健品在通常情况下，只适合特定的人群，而并非人人都适合。消费者在选择时，最好事先咨询相关医师或是保健专家，根据其建议再针对性地选择，服用的过程中也最好严格按照产品说明书进行，以免造成反效果或引发其他不良反应。

　　乱用、误用保健品，易得妇科疾病。医师临床观察研究显示，很多丰乳、减肥类的口服保健品，含有不少激素，已然成为女性囊肿的发病原因之一。当然了，并不是所有的保健品中都含有超标的激素，但是有必要提醒一下年过四十的女性，因为40～50岁是囊肿的高发期，如果此时因为抗衰老或是减肥的需要而随意服用一些保健品，很有可能提前诱发诸如囊肿、肌瘤等疾病，或本来只是小小的发炎，因为过多激素刺激而使情况发生了急速转变，最终引发腹膜炎或是溃破等更加严重的问题。如果是有强烈美容需要的女性，在服用相关美容口服液、胶囊之前，最好是提前做一次妇科检查或是保持每年一次的体检频率，排除容易诱发囊肿的体质情况之外，再根据医师指导服用相关保健产品。女性在选择口服保健品时，最好选择正规厂家生产的，不买来路不明或是三无产品。有一些产品直接标明具有强烈美白效果或是能短期内有效改善某几种肌肤问题，这些多半是非正规产品，在选购时需要提高警惕。最后，保健医师称，针对于各类美容保健产品，不鼓励，不推荐。如果消费者有色斑、痘印等面部肌肤问题，最好是咨询相关医师，进行有效治疗，保健品最多只具有辅助的功效。

中年女性可以常食的6种抗衰保健品

1. 蜂蜜

　　蜂蜜的甜味主要来自于葡萄糖和果糖，而这两种物质对脑细胞的活动具有相当重要的作用，经常食用，能够提神醒脑、改善记忆力。除此之外，蜂蜜还具有润肠通便、舒张血管的功效。久服能够耳聪目明、益气补中、延年益寿。

　　蜂蜜红枣茶

　　配料：红枣、蜂蜜各200克。

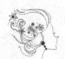

做法：红枣置于清水中浸泡1个小时，然后洗净去核，置于电饭锅中，加水适量，关盖按煮饭档，直至锅中的水基本蒸发完、红枣软烂即可。稍事冷却后将煮好的红枣压碎，然后添入等量的蜂蜜，搅拌均匀后，装入干净的瓶中，置于冰箱冷藏保存。饮用时取蜂蜜红枣浆适量，温水冲泡，搅拌均匀，过滤掉一些诸如枣皮的杂质，即可饮用。需要注意的一点是，最好不要用沸水冲泡，因为沸水会破坏其中的营养成分，从而降低营养价值。

保健功效：润肠补虚，健脾益气，促进气血循环，有效抵抗衰老，预防多种心血管疾病。

2. 牛奶

牛奶是一种物美价廉的营养品。人体所需要的多种氨基酸和蛋白质，牛奶里几乎都有。牛奶所含钙质更是大脑活动与代谢不可缺少的营养物质，而且牛奶中的钙相比其他食物更易被人体吸收。

鲜奶玉液

配料：粳米30克，炸胡桃仁40克，生胡桃仁25克，白糖6克，牛奶100毫升。

做法：粳米淘洗干净后置于清水中浸泡1小时，捞出滤干水分，和胡桃仁、牛奶放在一起，添入少量水，搅拌磨细，滤渣取汁。将过滤好的汁液倒入锅内，加水煮沸，然后加入白糖，一边煮一边搅拌，待白糖全部溶解之后，即可饮用。

保健功效：本品具有补脾益肾、润燥益肺的功效，特别适用于咳嗽、气喘及津液亏虚之症的人饮用，也可以作为病后体虚或是患有神经衰弱、慢性支气管炎的人以及性功能低下者的营养品。空腹饮用或一早一晚佐食均可。

3. 鱼类

鱼类食物含有丰富的优质蛋白质、钙以及不饱和脂肪酸，具有保护脑血管的作用。所以，经常食用鱼类食物能够有效预防脑血栓、心肌梗死、乳腺肿瘤、冠心病以及神经性偏头痛等疾病。

豆瓣鲫鱼

配料：鲫鱼1条，盐、淀粉、姜丝、大葱、料酒、豆瓣酱等调味品适量。

做法：把鲫鱼清洗干净后置于盆中，在鱼身内外撒上适量盐，稍微腌制片刻。用厨房用纸把鱼身擦干，再轻轻拍上一层干淀粉（这样做是防止鱼皮在烹制过程中脱落）。将锅置于火上，烧干水至冒烟后（在加热过程中要拿生姜擦锅）倒入适量油，撒入少许盐，油热之后将鱼放入，转为小火煎至鱼身变为金黄色，再把火调到最小或是关掉一小会，稍微停顿几秒钟，将鱼身翻转，再开火煎鱼的另一面至呈金黄色。将鱼取出，锅底留少许油，入葱和姜丝至煸出香味，放入豆瓣酱煎炒至出红油，加入适量水，添盐、糖、醋、少许料酒，稍微煮即可。最后，放入煎好的鱼，一同煮几分钟即可出锅装盘。将锅里的汤汁勾入少许水淀粉，浇在鱼身上，撒上适量葱花，一道美味的豆瓣鲫鱼就可以享用了。

保健功效：补虚养生，健脾益胃。

小贴士

下面与大家分享几个煎鱼不掉皮的小妙招。

1. 鱼在下锅之前用厨房纸和干淀粉，双管其下，把鱼的表面处理干，确保没有水分。

2. 锅最好洗干净、擦干，在加热前用生姜擦锅，并在锅里撒少许盐，鱼不沾锅。

3. 先将锅烧热之后再倒油，油热之后再放鱼。

4. 鱼下锅后，转为小火煎，鱼的一面还没有完全煎好之前不要翻锅。

5. 翻鱼身之前，最好是把火调到最小或是关掉。鱼经过冷却之后会收缩，从而减少掉皮的风险。

---

4. 橘子

橘子含有多种维生素，对于保持肌肤光滑鲜亮很有作用。同时，橘子还属于碱性食物，可以消除日常生活中我们食用酸性食物对神经系统造成的危害。

鲜榨葡萄橘子汁

配料：橘子2个，葡萄350克，凉开水适量。

做法：橘子去皮去核，去掉经络，掰开瓣。葡萄置于淡盐水中浸泡半个小时后，捞出清洗干净。将凉开水、橘子瓣、葡萄放入搅拌机中搅拌，停止后倒入杯中，即可饮用。

保健功效：补充人体所需的维生素和矿物质，延缓细胞衰老进程。

5. 香菇

香菇营养丰富，含有多种维生素、无机盐、氨基酸、酶以及核酸类等，能够有效预防和缓解动脉硬化、高血压、高胆固醇等证。

香菇扒菜心

配料：菜心适量，新鲜香菇适量，盐、香油、菜油、高汤少许。

做法：菜心、香菇洗净后备用。炒锅擦干，倒入适量菜油，油热之后，放入菜心和香菇翻炒至熟，加少许盐和高汤，搅拌均匀，小火烧开后即可出锅。

保健功效：香菇中含有大量的有机物，能够有效延缓人体衰老，防癌抗癌。

6. 芝麻

芝麻中含有的大量维生素 E 和卵磷脂等抗衰老物质，尤其适合中年女性，长期食用能够有效补益五脏、改善气血、强身保健、延年益寿。

核桃黑芝麻糊

配料：黑芝麻、核桃仁、糯米粉适量，糖少许。

做法：将黑芝麻洗净后沥干水分，放入烤箱烘烤10分钟左右，或是置于锅中，用小火干炒，然后压成粉末状，置于瓶中密封保存。将核桃仁和糯米粉也用同样的方法处理好，置于瓶中密封保存。食用时，以2∶1∶1的比例取出黑芝麻粉、糯米粉和核桃仁粉，然后添入适量沸水，搅拌成黑芝麻糊。

保健功效：黑芝麻糊一直都是民间秋冬季的传统养生食品，其中的黑芝麻能够乌润头发、保养皮肤，同时还有滋养身体、补充热量的功效。

大豆异黄酮保健品注意事项

中年女性经常会出现烦躁不安、潮热、出汗等更年期症状，这些表现是由于体内缺乏雌激素导致的。因此，与雌激素功效类似的大豆异黄酮保健品颇受中年女性的欢迎，但是在具体选用这类保健品时，仍然有一些需要注意的地方。

第一，看清"蓝帽子"。"蓝帽子"是国家食品药品监督局批准的保健食品标志。因为其外形像一顶帽子，为天蓝色，所以又称"蓝帽子"。正规的保健品在外包装上会有"蓝帽子"专用标志，下方会有批准文号。每个批准文号都只对应一个产品，消费者可以自行登录国家食品药品监督管理局网站查询产品的真实情况。购买时最好到大型商场、超市或是正规药店、保健品店购买，不要通过电话销售或是一些免费试用的促销手段购买保健品，以免上当受骗，还会影响健康。

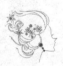

第二，看清产品说明，尤其是"禁忌人群"。并不是所有的女性到中年之后都会缺乏雌激素，因此，产品一定有适宜人群和不适宜人群。如妇科肿瘤患者或是有妇科肿瘤遗传史的女性就不宜服用大豆异黄酮保健品。除此之外，大豆异黄酮的类雌激素很有可能使未成年女孩性早熟，因此，少年儿童、孕妇及哺乳期女性都不宜服用大豆异黄酮类保健品。

　　第三，长期服用之前最好进行一次全身检查。临床研究发现，乳腺癌等妇科肿瘤的发生与患者体内激素水平的变化息息相关，即使大豆异黄酮的作用只是"类雌激素"，但是为了健康，长期服用期间也需要保持一年一次的妇科检查。

从唇色看气血

中医强调："口唇以开合为用，为心之外户；声音从口出，饮食从口入，为脏腑之要冲。"人体众多重要的经脉都与嘴有着密切的联系，诸如手阳明大肠经、足厥阴肝经、冲脉、任脉等，同时，这些经脉所代表的人体健康状况以及气血运行状态也能够通过嘴唇反应出来。因此，中医在望诊时，可通过嘴唇的颜色来确定患者身体的状况。正常人的嘴唇红润有光泽，干湿有度，如果身体因为疲劳或是气血不足而影响了健康，嘴唇就会及时给你提醒。所以，每天早晨起床，多看看自己未经修饰的双唇，积极了解自己的健康状况吧。

唇色发红

嘴唇的颜色通常呈红色，但是红色也有多种程度，粉红、深红、黑红，不同程度的红代表了不同的健康状况。一般嘴唇过红很有可能是肺热或胃热导致的。

唇色淡红，或是只能隐约看到些红色，而且色泽暗淡，说明体内气血两虚，多为顽固之症，需要补充营养。

唇色过于鲜红，如胭脂，说明肠道内有蛔虫。

唇色呈现樱桃红，如果还伴有神志不清、昏迷、心率加快等症状，多半是由于一氧化碳中毒引起的。

唇色呈深红色，多为心热、肺热，可能患有肺炎、肺心病及哮喘。如果唇色深红还伴有两腮发红、眼睛含泪、咳嗽等症状，有可能会出现痘痘。

唇色呈黑红色，则多半是肠道有问题，很有可能是大肠，同时还伴有喉咙不适、耳鼻不通等。

如果孕妇出现唇色淡红，则有可能会难产。

唇色发白

唇色发白是一种不健康的颜色，可以看作是消化系出现病变的一种提示。中医强调，口唇和脾胃的关系非常密切，脾胃的任何病变都会第一时间在口唇上反映出来。嘴唇红润有光泽，说明气血旺盛，营养充足；嘴唇暗淡无光且发白，呈现一种淡白色，为虚证，说明身体气血亏虚较为严重，红细胞不足，多患有贫血症状。不过任何的失血症都有可能导致唇色变白。如果发现家人或朋友的口唇出现发白的情况，则要警惕是否消化道产生病变了。上唇发白，多见大肠虚寒引起的腹痛、泄泻、胀气、畏寒、冷热交替等症状；下唇发白，常伴有胃部发冷、胃阵痛、上吐下泻的情况。另外，唇色发白也多见于久病之人，长期气血亏虚较为严重，或是用力过度等情况。

唇色发紫

冬天经常会看到人们因为天气寒冷而嘴唇发青发紫，除此之外，有些人在平常生活中，嘴唇的颜色也总是发青、发紫，这些都是身体疾病的征兆。唇色暗黑的人，一般都有消化功能失调的问题，伴有便秘、腹泻、失眠、头痛等不适感。

唇色发紫，多为血瘀之症，脾胃不适，胃气虚寒。

唇色发紫同时伴有口唇干裂之症，说明体内有热瘀。

如果下唇黏膜上出现了紫色斑点或块状，不论轻重，不论大小，都应该引起高度重视，很有可能是消化道癌症的表现。

嘴唇呈现淡紫色，体内多有血瘀之证，外伤或内伤。

唇色突然变紫或发黑，说明心脏出现问题，体内瘀血攻心等。

唇色发青，一般主寒、痛，多见于中毒症状或是身体缺氧等急性病，或是血液循环不畅而引发血管性急性病变，如血管栓塞、中风等。

唇色暗黑且看起来浑浊，多有食欲不振、腹泻、消化不良、便秘、失眠等症状。

嘴唇上有发黑的斑点，且口唇周边有色素沉着的现象，则说明体内肾功能不全，或是慢性肾上腺皮质功能减退，常常出现恶心、头晕、厌食、呕吐的症状。

舔嘴唇对皮肤有害

在春秋季节，因为天气干燥，人们的嘴唇会发干、发痒，很多人为缓解嘴唇的干痒，会习惯性地舔嘴唇。专家提醒，在干燥的季节经常用舌头舔嘴唇，不仅无法缓解干痒状况，还很容易引起唇角发炎和刺激性皮炎。

当我们用舌头舔嘴唇时，唇部肯定会有唾液残留，其中的淀粉酶、麦芽糖酶在空气的作用下，等于是在"消化"嘴唇皮肤，因而会引起唇角发炎、刺激性皮炎。而且，用舌头舔嘴唇，不仅不能使嘴唇湿润，甚至还会加快蒸发唇部的水分。因为，唾液中也含有一定的水分，唾液蒸发的过程也带走了一部分嘴唇本来就很稀少的水分，从而引发更为严重的嘴唇干裂感和不适，导致嘴唇越舔越干，形成一种恶性循环，最终导致出现类似湿疹的症状。当然，这种"湿疹"并不是"湿"的。而是"干"的，日积月累，嘴角的皮肤会逐渐变得干燥和粗糙，从而出现与周围皮肤不一样的颜色。

中医指出，要想解决嘴唇干裂的问题，最好是日常生活中多使用防唇裂的唇膏或是具有保湿功效的化妆唇油，这些产品不仅可以有效保持唇部肌肤的水分，防止水分蒸发，还能使嘴唇避免唾液的"侵犯"。除了护唇膏，人们也可以用香油、蜂蜜等，随手擦拭，或是用棉签蘸取适量然后涂抹到嘴唇上，用油脂保湿效果会更好。

如何预防嘴唇干裂

经常看到一些嘴角裂开了口子的人，他们不敢张大嘴巴说话，不敢大笑，甚至都不敢张大嘴巴吃饭。这种口部周围及嘴唇部位发生干裂，甚至有少量出血的情况，医学上一般称为口角炎。冬春季节气候干燥，人体水分蒸发较快，本身所含水分就非常稀少的唇部，又因为外露于空气中，更容易发生干裂。有些人为了缓解干燥感，会经常舔嘴唇，时间一长就会引起口角炎，甚至是慢性唇炎。

中医强调，防治嘴唇干裂，除了外部的保湿措施之外，还可以进行内部调理，从饮食上入手，多吃含水分大的新鲜果蔬，如油菜、白菜、白萝卜等，也可以多摄入些富含 B 族维生素的食物，及时补充水分，多喝水。另外，如果嘴唇干裂难受，可以适当戴口罩，以保持唇部一定的湿度和温度。切记少舔嘴唇，暂时的湿润，不仅不能起到应有的效果，还可能会导致肿胀、发炎，甚至是感染。

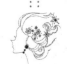

气血好，头发自然好

很多女性步入中年都出现了脱发、白发、头发枯黄分叉、头皮屑多的现象，这是气血亏虚的外在表现。发为血之余，要想拥有一头秀发，气血的充养是必不可少的。如何调养气血，因人而异，总体来说，调理脾胃是关键。中医强调，脾为后天之本，也是气血产生和流动的源泉，如果人体出现脾胃虚弱的状况，即使每天补充很多营养，也难以被吸收利用。因此，调脾胃，补气血，才是养发之根本。

白发

白发在临床中一般分为两种，一种是先天性白发，一种是后天性白发。先天性白发往往有家族遗传史，后天性白发多见于青少年和中老年人。青少年短时期内白发骤增往往与脏腑功能失调或是气血运行失常有关，也有可能是受到外在的精神压力诸如恐惧、焦虑、紧张等情绪影响。中医强调，头发的生长源于气血的濡养，气血充足，则头发茂密；气血衰虚，则不能上荣头部，甚至头发变白。通常情况来讲，"白头"的原因主要有三：血热偏盛、情志不畅、精虚血弱。情志不畅者，常伴有食欲不振、痞满胀痛、纳食无味，舌质较红，舌苔黄厚。这类人群在日常生活中应该多食用些疏肝解郁、健脾养心的食物。精虚血弱者，多见于中老年人，白头同时伴有腰膝酸软、头昏眼花、视物不清、记忆力减退等症状，舌质淡白，脉沉细无力。这类人群宜食具有补肝肾功效的食物。下面为大

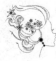

家推荐几个治疗白头的食疗方法。

1. 桑葚糯米粥

配料：桑葚 30 克，糯米 100 克。

做法：桑葚捣烂后与糯米一同放入锅中，加水适量，开火煮沸，然后调入适量白糖服用。

保健功效：对治疗少年白发有奇效。

2. 黑豆枸杞粥

配料：黑豆 30 克，枸杞 15 克，猪瘦肉 80 克。

做法：将三者洗净后放入锅中，加水适量，开火煮至豆软肉烂，出锅前添入少许白糖和味精，搅拌均匀，即可服用。

保健功效：养发乌发，滋补肾阴。

3. 桂圆黑木耳粥

配料：桂圆 8 克，黑木耳 5 克。

做法：黑木耳洗净泡发，与桂圆一起放入清水中煮粥食用。

保健功效：此粥可长期服用，对于养血乌发有不错的效果。

4. 乌发膏

配料：生首乌、茯苓、女贞子各 180 克，黑豆 100 克，黑芝麻、当归、枸杞、牛膝、补骨脂各 50 克。

做法：将上述诸味药材一起放入锅中，加清水煎成浓汤，稍事冷却后调入蜂蜜，搅拌均匀后置于瓶中密封保存。早晚各取一勺，用温水冲泡。

保健功效：经常服用能够滋补肝肾，对中老年白发很有效果。

除此之外，在日常生活中，白发患者还可以用十指由前到后做梳头式，按摩并轻叩头皮 30 次，并配合点揉太阳穴、百会穴、风池穴及印堂穴，以疏通头部经络，畅达气血，从而改善白发。另外，还要注意保持良好的情绪，及时舒缓紧张焦虑等不适感；工作学习要注意劳逸结合，避免用脑过度；饮食要注意均衡全面；加强体育锻炼；多吃新鲜果蔬或是富含蛋白的动物肝脏以及营养丰富的芝麻、核桃、花生等食物。

头皮屑

头皮屑产生的原因很多，一般是由于头皮表面的菌群发生紊乱和失衡导致的。人体的皮肤并不是一尘不染的，相反，其表面会寄生很多菌群，尤其是头皮。这些菌群通常是处于正常范围内的，但是如果菌群发生变化，其中的某几种菌过度繁殖，就会引起头皮屑。还有一种可能是外部条件的影响，如劣质洗发水以及在烫发、染发的过程中药水接触到头皮所致。同时，不正常的生活作息规律以及情绪紧张、焦虑等，也会使头皮表层的菌群发生异常，导致保护膜损伤而引起头皮屑。

预防头皮屑，日常生活中要多吃一些清淡的食品，如新鲜果蔬，尤其要多吃大豆，大豆中含有丰富的维生素 B_2 和维生素 B_6，这两种物质对人体蛋白和脂类的正常代谢具有相当重要的作用，经常食用不仅能够有效抑制头皮屑的产生，还能预防脂溢性皮炎。还有一种食物是蜂蜜，它是非常好的碱性食品，经常食用可以有效中和体内的酸性物质，使酸碱平衡，有利于头部营养的吸收和正常的新陈代谢，改善头皮屑的问题。

当出现头皮屑问题时，切忌过度抓挠，因为锋利的指甲会刮伤头皮，致使头皮保护膜损伤，产生毛囊炎。

下面为大家介绍几个调节头皮油脂，改善头皮屑烦恼的食疗方子。

1. 牛肉炒蛋

配料：牛肉 100 克，鸡蛋 1 个，葱头、蒜茸少许，酱油、生粉、糖、盐、酒、食用油等调味品适量。

做法：先将牛肉切片，置于碗中，用适量酱油、生粉、糖、盐、酒、

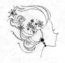

油腌制 15 分钟左右备用。把鸡蛋打碎搅拌均匀。将锅置于火上，倒入适量食用油，爆香葱头、蒜蓉，然后放入牛肉翻炒至八成熟后，倒入鸡蛋，边炒边搅拌，熟烂即可食用。

保健功效：此食谱补锌又补蛋白质，能够有效改善头皮屑问题。

2. 燕麦粥

配料：白米饭一碗，燕麦片 30 克。

做法：先将燕麦片淘洗干净，然后将白米饭置于锅中，加水适量，添入洗好的燕麦片，开大火煮沸后，转为小火煨约 10 分钟，至米熟烂即可食用。

保健功效：燕麦中含有大量的亚油酸，能够有效降低胆固醇，健脾养胃，增强人体免疫力。除此之外，燕麦粥对脂肪肝、糖尿病、便秘等疾病都有良好的辅助疗效。

3. 党参黑米粥

配料：黑米 400 克，糯米 25 克，红枣 4 颗，党参 5 克，糖适量。

做法：先将黑米和糯米淘洗干净，然后置于清水中浸泡 20 分钟。锅中加水适量，添入党参和红枣，倒入浸泡好的黑米和糯米，开大火煮沸后，转为小火煨约 15 分钟，至米烂粥好后，添入少许白糖，搅拌均匀，即可食用。

保健功效：此粥易消化，热量高，含有大量的蛋白质和维生素，不仅可以增强机体的抵抗力，还能修复胃部溃疡。其中黑米具有滋阴补肾、健身暖胃、明目活血的功效；党参可药入膳，能够增强人体免疫力，有效调节胃肠运动，抑制胃酸分泌，不仅可以改善胃溃疡及贫血症状，对头昏目眩、贫血白发、腰膝酸软等疗效甚佳，适合于脾胃虚弱者、胃溃疡、贫血患者长期食用，保健养生，延年益寿。

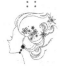

脱发

　　头发每时每刻都在进行着新陈代谢，一般情况下，每天脱 100 根左右的头发是正常的，但是如果脱发量过大，就需要注意了。脱发原因也很多，最常见的是情绪紧张等精神性压力导致的脱发，或是雄激素源性脱发，又称脂溢性皮炎。从中医角度看，脱发一般是由三大原因构成：肝肾阴虚、气血不足、脾虚湿盛。肝肾阴虚引起的脱发，表现为头发成片脱落，发质较为干枯，还常常伴有头晕、失眠、烦躁等不适感，以及睡觉时盗汗、月经不调等症状。针对此种原因引起的脱发，可多食用黑芝麻、黑豆、核桃仁、桂圆以及何首乌、桑葚等。气血虚弱导致的脱发，通常伴有心悸失眠、舌质淡白、面色萎黄等表象。中医建议，食疗方子要以益气补血、健脾养心为主，多食用蜂蜜、大枣、山药、羊肉、牛奶、胡萝卜等。脾虚湿盛引起的脱发，则表现为头油黏腻、头皮瘙痒，常常伴有食欲不振、腹胀痞满、舌质厚腻等症。此类患者最好进行健脾除湿，饮食中多添入些绿豆、扁豆、丝瓜、薏米等，但是注意寒凉食物不可多食，以免促进湿气生发，阻碍脾气运作。

　　头发湿着时，不要睡觉，更不能对吹风扇或空调，最好等到头发干了再睡觉，如果时间很晚，可以用吹风机吹干，否则，很有可能会引起身体浮肿，出现偏头痛，对本来已经有脱发现象的头皮，无疑是雪上加霜。

　　下面是几个改善脱发的小食谱，与大家分享。

1. 枸杞黑芝麻粥

配料：黑芝麻 30 克，粳米 100 克，枸杞 10 克。

做法：将上述三种材料淘洗干净后，放入锅中，加水适量，开火煮沸后，转为小火煨约 20 分钟即可食用。

保健功效：补肝肾、益气血，尤其适合于头发早白、脱发等患者。

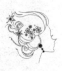

2. 首乌猪脑汤

配料：何首乌 300 克，核桃仁 30 克，猪脑 1 个。

做法：先将何首乌置于锅中，用水煎煮，滤渣取汁，然后用留下的汁液炖核桃仁与猪脑，熟后调味服用。

保健功效：此汤适用于肾虚脱发的患者，每日一次，直至长出新发。

3. 桂圆木耳粥

配料：桂圆肉 5 克，黑木耳 3 克，糖 20 克。

做法：将黑木耳洗净后置于清水中浸泡 20 分钟至发。锅置火上，加水适量，将黑木耳和桂圆肉、糖一同煮沸，稍事冷却即可食用。

保健功效：补虚养生，有效改善脱发症状。

"粮"全食美，补气补血双丰收

中医认为，女性的生理特点和心理特点决定了女性是容易气血流失的人群，女人养生，关键在养气血。那么，女性朋友们如何知道自己是否气血充足呢？望！中医诊断中常用"望、闻、问、切"四诊法，其中"望诊"是最关键的，也是最重要的。望，即看，观察自己的气色、脸色。当肤色暗淡，且伴有萎黄时，多半为虚证，或阴虚或阳虚，此时还需要结合脏腑考虑，如脾气虚损、心血不足、肾气亏虚、中气不足等。当然了，也有一些女性脸色暗淡无光泽是由于血瘀气滞所导致的，淤阻现象属于实证。因此，当女性发现自己脸色长时间萎黄无光，并伴有一些临床症状时，最好及时询问相关医师。

气血不足之后又该如何补呢？中医讲究五谷为养，五果为助。生活中绝大多数食物都能够不同程度地补养气血。由于每种食物味道不同，性质不同，归经也不同，因此它们濡养的脏腑及组织也各有侧重。有些食材补虚扶阳、濡养身体的作用尤为明显，如海参。《本草纲目》中记载，海参有"补益肾经、壮阳疗痿"的功效，在临床中也多用于对精血亏虚、阳痿梦遗、肺虚咳嗽等证的治疗，能补肾益精、养血润燥。另外，具有补养气血功效的药物也不少，常见的有党参、黄芪、白术、当归、阿胶、五味子等，它们属性不同、归经不同，因此，服用的话最好在专业医师的指导下进行。

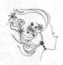

补益气血的食物不可随便吃

气为血之帅，人体的血液运行离不开气的推动，而气的运动则需要借助血液流动才能通达全身。女性由于其生理特点，很容易出现贫血的状况，有的人即使不贫血，也很有可能血虚，而血虚绝不是单纯的某一种原因造成的，多半会涉及其他的情况，如气虚血虚、阴虚血虚、肾虚血虚等。中医讲究药食同源，食物也可以用来治疗疾病，虽然不能像西药那样可以从具体成分中分析作用的机理，但功效是可以肯定的。不过，一定要辨证食用，否则的话，不但起不到应有的保健效果，还可能有碍健康。

1. 阿胶

阿胶的主要功效是补血滋阴，尤其适合于阴虚血虚之人，但是脾胃虚寒之人不可过多食用。一方面，阿胶甜腻不易消化，很有可能会加重消化道的负担；另一方面，脾胃虚寒之人通常都伴有阳虚的症状，如果一味滋阴，会加重阳虚的症状，不利于气血运行和身体平衡。不过，脾胃虚寒之人在食用阿胶时搭配一定的陈皮，效果就会比较明显，而且也不易引起消化道不适。因为陈皮主要是调节运化、调理胃气的，能够改善胃肠道消化功能。脾胃虚弱的人除了要滋阴之外，最好同时进行扶阳，相辅相成，保健功效更佳。

2. 大枣

大枣的主要功效是补益气血，尤其适合于气虚血虚的人食用。这类型的人通常有如下表现：皮肤萎黄、暗淡、没有光泽，指甲发白。大枣生吃、煮粥、泡水都可以，但是不宜过量，否则会引起上火。

3. 龙眼

龙眼的主要功效是补心脾、补血，适合于心脾两虚，同时伴有血虚的

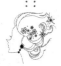

人食用。心脾两虚的人表现于外的症状有：心悸、失眠、头晕眼花、头发早白等。在日常饮食中，可以适当加一些龙眼肉。如果舌苔呈现白、腻、厚的特点，则不宜多食，否则不仅会加重病情，还会引起上火。

4. 红糖

在民间，产妇常常喝小米粥配红糖来补血。中医学认为"黑色入血"，因此，红糖以及上述的红枣和龙眼，都有良好的补血养生功效。

5. 山药

山药性味甘平，补气滋阴，为补中气最平和之品，其功效历来被医家盛赞。《本草纲目》中提到："山药益肾气、健脾胃、化痰涎、润皮毛"。清代著名的医学家张锡纯对山药更是推崇备至，他的诸多配方中都大量使用生山药一味，他认为山药之性，可滋阴利湿、润滑收涩，是补脾胃、补肾、补肺之上品，且药性平和，可多服常服。山药品种繁多，以河南怀庆府的质地最好，所以又称怀山药（淮山药）。药用山药通常要切片干燥，有生山药和炒山药两种，不过干燥后的生山药效果更好些。

6. 薏米

薏米的主要功效是利水健脾，利水可祛湿化痰，健脾可增胃气、补肺气，而不至耗损人体真气。山药、薏米都是清补脾肺的良好食材，单用山药，长时间容易使体内粘腻；而久用薏米，则体内过于寡淡，二者同用，药性相辅相成，效果更佳。山药、薏米各50克，煮粥食用，对于肝硬化腹水有较明显的功效。

7. 黑芝麻

黑色食物入肾，有利于肾脏藏精纳气。肾藏精，精生髓，髓化血，所以，补血根本在补肾。黑芝麻具有补血明目、益肝养发的功效，入肾、肝、脾经，经常食用，具有促进肾脏生血、肝脏藏血、脾脏统血的作用。

8. 南瓜

南瓜富含蛋白质、维生素以及多种氨基酸和矿物质，能够促进血液中

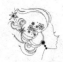

的红血球正常运行，有"补血之妙品"的美誉。

9. 藕

藕性味平和，生藕止血，熟藕补血。生吃鲜藕，具有清热止血、散瘀的功效，如人体口鼻出血，可以紧急服用新鲜的生藕汁，能够迅速止血。熟吃鲜藕，则可以健脾胃、充养气血。女性常食，能够补气养生。不过月经期间或是体寒症状较为严重之人，不宜过多食用。糖尿病人也不宜多吃熟藕或藕粉。

冬季补气血最有效

很多女性一到冬季就会手脚冰凉、脸色苍白、神色倦怠，其实，这些都是气血不足所导致的。从立冬开始，天气就已经进入冬季了，冬季人的体内阳气潜藏，所以，冬季养生要以敛阴护阳为原则，而冬季也是人体进补的大好时机，气血不足的女性，一定要抓好这个"黄金期"，通过合理的搭配，调理身体。

养生家提出，日常生活中多喝具有滋补性的粥和汤，以增加热量、补充营养。用当归煮水喝或是养阴固精的胡桃粥、补虚养生鹿茸瘦肉汤以及消食化痰的萝卜粥、养心除烦的小麦粥、益精养阴的芝麻粥、健脾养胃的茯苓粥、益气养阴的大枣粥等，都是很不错的选择。菜肴中则可以适当添加羊肉、牛肉等具有温补性质的瘦肉。另外，兔肉也具有补中益气的功效，如果再搭配党参、山药、枸杞等一同食用，则可以达到较好的补益气血的效果。还有一些小零食，在冬季食用，也有不错的补养气血的功效，如葡萄干，其中含有丰富的钙、磷、铁以及多种维生素和氨基酸，是气血不足女性的滋补佳品。怀孕的女性也可以多多食用，不但对胎儿营养有益，还能改善孕妇面色和气血，促进血脉畅通。当然了，在进补的同时，也要随时留意身体状况，防止由于过度进补而出现的各

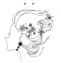

类症状。

下面与大家分享几个冬季补气血的小食谱。

1. 当归黄芪瘦肉汤

配料：瘦猪肉 75 克，黄芪、生姜各 10 克，当归 5 克，大枣 4 颗。

做法：当归、黄芪洗净后备用，大枣洗净去核，生姜洗净切片，瘦猪肉清洗干净、切成大小适宜的块状。锅置于火上，将所有食材一同放入锅中，加水适量，开大火煮沸后，转为小火继续煲煮一个半小时，出锅前调入适量的调味品，即可饮用。

保健功效：健脾益胃，补益气血。

2. 当归红枣粥

配料：当归、红枣、粳米各适量。

做法：当归洗净，放入砂锅中，加温水适量，浸泡 15 分钟左右，开大火煮沸，然后转为小火煨约 30 分钟，滤渣取汁。以上过程重复两次，将三次过滤出的汁液倒在一起。粳米淘洗干净，红枣洗净备用。将当归汁液倒入锅中，加入备用好的食材，再添入少量的水，开大火煮沸，再用小火慢慢炖煮，至米烂粥好即可食用。可以依据个人口味酌量添加些白糖，口感更佳。

保健功效：补虚养生，健脾胃，益气血。

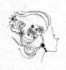

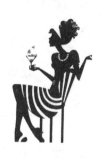

PART FOUR 第四章

五脏健康，人体才不老

五脏和谐人年轻

　　人体五脏是指心、肝、肺、脾、肾。五脏主要的生理功能是生化和运作人体所必需的气、血、精、津液以及神。五脏如同人的生命一样，也有周期和盛衰。女人四十，人体的脏腑功能已达到顶峰，随即也开始逐渐衰落，女性表现尤为明显，如皮肤日渐松弛、毫无光泽，头发量逐渐减少，且开始变得有些斑白，虽然这个阶段仍然年富力强，但是人体已经明显地感觉到"好坐不好动"了。因此，这个阶段的女性，应该要有保养脏腑的意识了，只有脏腑之气稳定流动，气血才能保持丰盛，生命周期才能得以延长。

五色养五脏

　　中医讲求"天人合一"，认为自然界的万事万物都是相互关联、相互照应的。中医根据五行学说，把生活中的五味、五色相联系。人存在于天地之间，自然界的植物五颜六色，接受阳光的照耀和雨露的滋润，从而为人类提供一部分食物来源。五色是指红、黄、绿、白、黑。中医强调，不同颜色的食物入不同的脏腑，功效各有侧重，属性也不尽相同，归经也有很大差异。每种颜色的食物都有其独特的养生作用。《黄帝内经》中提到：红色养心、绿色养肝、白色润肺、黑色补肾、黄色健脾胃。我们以大家平常生活中最常见的豆类为例具体说明。

1. 红豆

味甘，性平，入心经，具有健脾除湿、清热解毒、利尿消肿、活血排

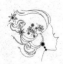

脓等诸多的功效。另外，由于其为红色，具有补益心脏的作用。现代人精神压力大，心气不足，再加上饮食不节，运动量少，难免脾虚湿盛。因此，多吃红豆，补心、健脾胃，治疗小便不利、脾虚水肿、脚气等症状，促进人体心脏活动。

红豆薏米合粥

配料：红豆、薏米各等量，冰糖适量。

做法：将等量的红豆和薏米淘洗干净后，红豆置于清水中浸泡2～3个小时，薏米置于清水中泡40分钟。将锅置于火上，加水适量，先放红豆，待到红豆水煮沸之后，少添一些凉水，再次煮开后，再添些凉水，直至红豆开花，然后再放入薏米，开大火煮沸后，转为小火煲至黏稠，出锅前添加适量冰糖，调味并搅拌均匀，即可。

保健功效：利尿除湿，补心益胃。

2. 绿豆

味甘，性寒，入肝经，具有消肿通气、清热解毒的功效。绿豆不仅具有良好的食用价值，更有不俗的药用价值，是药食同源的上佳之品，有着"济世之粮谷"的美誉。绿豆中含有丰富的维生素、蛋白质，还有钙、磷、铁等多种微量元素，对降血压有着很好的辅助作用，能够淡化色斑、清洁肌肤、补益肝脏、改善青春痘，也是夏季最受欢迎的消暑食品。

菊花绿豆茶

配料：菊花5克，绿豆沙15克，柠檬1个，蜂蜜少许。

做法：将菊花放入锅中，加水适量，煮沸。柠檬放入搅拌机中榨汁，然后将绿豆沙和柠檬汁慢慢倒入菊花水中，一边倒一边搅拌，最后添入适量蜂蜜，稍事冷却，即可饮用。

保健功效：排毒养颜、降火除烦，能够有效改善毛孔出油、出痘等面部问题。

3. 白豆

白豆，俗称芸豆，含有丰富的维生素和蛋白质，其中的钙质含量相当于鸡肉的 7 倍,铁含量是鸡肉的 4 倍。同时,芸豆还是一种难得的补肺佳品,钾、镁的含量很高,钠含量低,尤其适合于心脏病、低血压、动脉硬化以及忌盐患者日常食用,能够有效提高肌肤的新陈代谢,促使机体排毒,从而有利于减肥。肺主皮毛,芸豆益肺,因而对毛发、皮肤的保护作用也同样不可小觑。

芸豆粥

配料:粳米 100 克,芸豆、小米各 50 克,冰糖适量。

做法:粳米、小米、芸豆淘洗干净,芸豆用冷水浸泡 3 小时,粳米、小米浸泡半小时,分别捞起,沥干水分。锅中加入约 2000 毫升冷水,放入芸豆,煮至开花,再放入粳米和小米,旺火煮沸,后改用小火熬煮约 45 分钟,待米烂豆熟时,下入冰糖拌匀,再稍焖片刻,即可盛起食用。

保健功效:粳米能提高人体免疫功能,促进血液循环,减少高血压的机会。此外,粳米还能预防糖尿病、脚气病、老年斑和便秘等。小米有清热解渴、健胃除湿、和胃安眠等功效,还能滋阴养血。芸豆营养丰富,蛋白质、钙、铁、B 族维生素等含量都很高,可加速肌肤新陈代谢,缓解皮肤问题。

4. 黄豆

俗称大豆,含有大量的优质脂肪,包括不饱和脂肪酸和大豆磷脂,这两种物质能够有效保持血管弹性,具有健脑和预防脂肪肝的作用。黄豆中含有的大豆蛋白质和豆固醇,可以增加人体骨骼密度,促进骨骼强壮,防止骨折;对高血脂和高胆固醇具有良好的改善作用。另外,黄豆的美容、抗癌的功效也深受人们欢迎。黄豆健脾、润燥、消肿的功效,使其成为中年女性以及糖尿病患者的理想食品。

凉拌酸辣黄豆

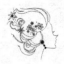

配料:干黄豆适量,洋葱、小尖椒适量,大蒜、米醋、盐、白糖等调味品少许。

做法：将干黄豆置于清水中泡发，泡的过程中最好更换两次清水，然后下锅煮至口感较软时捞出备用。洋葱、小尖椒洗净后切丁待用。大蒜捣成蒜泥。把备用的小尖椒丁、洋葱碎、蒜泥混合在碗内，添入适量醋、盐、白糖等调味品，搅拌均匀，倒入黄豆中。最后将所有食材翻拌均匀即可。

保健功效：黄豆中含有大量的蛋白质，经常食用，能够补充营养，使人精力充沛。

5. 黑豆

性平和，入肾经，有着"豆中之王"的称号，具有解毒利尿、理中益气、滋润肾脏、乌发养发及延年益寿的功效。黑豆内含丰富的蛋白质、多种矿物质和微量元素。李时珍在《本草纲目》中提到："黑豆入肾功多，故能治水、消胀，下气，治风热而活血解毒。"黑豆皮为黑色，含有较多的花青素。花青素是非常好的抗氧化剂来源，能够及时清除体内自由基，特别是在胃酸的辅助下，抗氧化效果更好。黑豆对于女性来说，还有美容养颜的作用，这主要是源于黑豆中的维生素，尤以维生素 E 和 B 族维生素含量最高。维生素 E 是一种对于保持青春健美相当重要的物质。古代药典上曾多次记载黑豆可驻颜、明目、乌发，嫩白肌肤，保持水润等。

黑豆枸杞粥

配料：黑豆 50 克，枸杞 3~5 克，红枣 8 个，姜汁、食盐各适量。

做法：将黑豆洗净后，置于清水中浸泡 1 个小时，然后倒入锅中，加水适量，添入枸杞和红枣，用大火煮沸后，转为用小火熬煮至黑豆烂熟，即可食用。每日早、晚各一次，也可依据个人口味添加适量姜汁和食盐食用。也可以加入冰糖 30 克左右，待溶化后直接食用，或是在煮好的黑豆粥中加入 2~3 朵菊花，待菊花泡开后即可食用。菊花有清肝明目的作用，经常食用，还能防治眼睛疲劳以及视力模糊。如果向黑豆粥中加入核桃粉 1 匙、牛奶 10 毫升、蜂蜜 1 匙，还可补益气血，使精力充沛。

保健功效：健脾补虚，益肾健胃。

五谷养五脏

早在《黄帝内经》中便提到"五谷为养"，"五谷"最初是指稻、麦、黍、稷、菽五种粮食作物，但是由于地区差异和环境变化，如今的"五谷"泛指五谷杂粮，但是其包含的意思却一直没有改变，即人体应该要多食用五谷杂粮来充养脏腑、调养脾胃。如今，小米、大米、大豆、高粱、小麦是人们餐桌上最常见的五谷。

1. 大米润肺

大米入脾、胃、肺经，具有滋阴润燥、健脾和胃、除烦降燥的功效。肺阴亏虚的患者可以早晚食用大米粥，促进体内津液的生发。尤其是肺热导致的久咳不愈、便秘等患者，可以在大米粥里加点梨，不仅能够改善体内的燥热之气，还能有效补充肌肤水分，滋阴润燥的效果更佳突出。

2. 小麦养心

小麦性甘温，入心、脾、肾经，具有补肾益心、除热降燥的功效。失眠多梦、心悸烦躁之人，可以用带皮的小麦煎煮食用，如果再加入大枣、甘草、桂圆等一同熬制，能够起到疏肝理气、调养心气的作用。

3. 小米健脾

小米入脾、胃、肾经，具有健脾和胃、补气安神的功效。在煮小米粥时，粥熟之后稍事冷却，会看到表面漂浮一层很细腻的物质，这就是"粥油"，具有保护胃黏膜、补益脾胃的作用。患有慢性胃炎、胃溃疡等脾胃疾病之人，可以经常食用小米粥，改善症状，保健养生。值得一提的是，新米的补益保健功效要优于陈米，因此，在选用时需要注意。

4. 高粱护肝

高粱性温，味干涩，入脾、胃、肺经，富含蛋白质和多种维生素，具有健脾止泻、安神化痰的功效。实验证明，高粱可养肝护肝，脾胃虚弱、

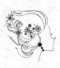

消化不良之人，可以将高粱熬粥食用，以健脾养肝、保健养生。

5. 黑豆补肾

黑豆味甘，性平，入肾经。其豆皮为黑色，含有较丰富的花青素和维生素 E，是良好的抗氧化剂来源，能有效清除体内自由基、减少皱纹的产生，尤其是在胃酸的配合下，不仅可以增加肠胃蠕动，还能养颜美容。中医理论提到，豆乃肾之谷，黑色属水，水走肾。因此，黑豆是一种上佳的补肾食品。日常生活中多食用可以起到良好的补肾效果。而且，豆子中的粗纤维，还能促进人体消化吸收，防止便秘的发生。

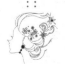

女人也要养好肾

人们曾经认为肾虚是男人的"专利"，其实不然，现在越来越多的女性也同样遇到肾虚的困扰，并且呈现逐年上升的趋势，其中，白领女性是肾虚"攻击"的主要对象。

女性肾虚有哪些症状

1. 脱发严重

曾经的你一头秀发，乌黑亮丽，但是最近起床洗漱，发现脱发日益严重，发质干枯易断，毫无光泽。尽管你用的都是上佳的洗护用品，甚至还有一周一次的营养护理，但是仍然控制不住发丝的脱落。面对这种情况，你就要考虑看看是否存在肾虚的问题了。肾为先天之本，肾脏健康，人体生长发育才有活力。肾虚常常导致毛发脱落，这是因为毛发生长的根——肾脏出现问题，根基不牢固，毛将焉附？

毛发脱落，从本质上来说，其实是肾阴虚。而肾阴虚除了脱发，还伴有脸颊发红、头晕目眩、牙齿松动、失眠健忘、烦躁、形体消瘦等症状。

2. 眼睑浮肿

早晨起床后，你是否总是觉得眼睛干涩酸痛，你也许会认为这可能是每天面对电脑的缘故吧。可是一照镜子，发现自己的下眼睑也浮肿得厉害，这些情况说明你肾虚了。因为肾脏无法通过尿液将身体多余的水分和毒素排出去，从而堆积于眼睑部位，眼睛就会发酸发胀。出现这些现象就说明你的肾功能在逐渐减退中。

3. 畏寒怕冷

天气明明很热，可是你总是穿得很多。办公室里让别人舒服的温度，你总是嫌冷，在温度上很难与别人达成一致。平常生活中你总是更容易肚子受凉，不能多吃凉性食物，否则就会痞满胀痛、泄泻不止？以上这些情况，都说明了你的肾脏虚弱，尤其是肾阳虚。

4. 身体发胖

尽管你平常吃得不多，也注重锻炼，经常运动，可是体重仍然一直在往上涨。饮食合理健康，生活作息规律，但是减肥的效果一直不明显。很少有人把肥胖和肾虚联系在一起，但是事实确实如此，肥胖的趋势不可阻挡，肾虚很有可能就是罪魁祸首。

5. 更年期提前来临

你是否发现情绪起伏不定、晚上睡觉盗汗、潮红等更年期症状已经悄悄来到你的身边？中医强调，人体的虚证一般表现为衰老，因此，如果你发现自己提前进入了更年期，那就说明你的衰老在加快，久劳伤肾之人，往往老得更快。肾病最初为中老年病，尤其是白领一族的中年女性，由于生活压力大、饮食作息不规律，容易导致自身免疫力下降，肾虚的比例也较高。

食补肾虚更健康

1. 山药

山药具有健脾益胃、润肺补肾的作用，在中医药学中，将其列为"上品"。山药含有丰富的营养，如蛋白质、维生素、葡萄糖、胆汁碱等，其中很重要的营养成分薯蓣皂，对女性荷尔蒙的合成有着举足轻重的作用，可滋阴补阳、增强新陈代谢。山药中的黏液质、消化酵素等物质，能够有效促进胃肠的消化吸收，防止血管发生栓塞。

山药羊肉粥

配料：鲜山药100克，羊肉、粳米各75克。

做法：将山药洗净后去皮，切成小块，羊肉去筋膜切块，备用。将粳米淘洗干净后放入锅中，加水适量，煮至米开花时，放入羊肉，开大火继续煮十几分钟后，添入切好的山药，煮至汤稠肉香即可食用。

保健功效：此粥具有益气温阳、健脾益胃、补肾固元的功效，尤其适用于脾肾两虚的患者食用。

2. 干贝

干贝富含多种蛋白质、碳水化合物、核黄素和钙、磷、铁等，其中的蛋白质含量高达61.8%，矿物质的含量更是远在鱼翅、燕窝之上。另外，干贝还含有丰富的谷氨酸钠，经常食用能够有效防癌抗癌、软化血管、防止动脉硬化，尤其适合于肾阴虚的女性食用。

芹菜杏鲍菇炒干贝

配料：芹菜1小把，杏鲍菇3个，新鲜干贝8个，辣椒1个，姜丝少许。

做法：将芹菜和杏鲍菇、辣椒洗净后切成适当大小备用。干贝退冰后擦干水分。将锅置于火上，油热之后，先放姜丝煸炒至香，然后放入杏鲍菇和辣椒，炒至有香味溢出，添入芹菜，稍微搅拌后，加入干贝，并将所有调味品放入，快速炒2分钟左右即可出锅。

保健功效：营养丰富，味道鲜美，可以补充人体所需的蛋白质，还能平肝清热、除烦降燥。

3. 枸杞

枸杞是一种营养丰富的养生食物，女性可多食用，具有健脾胃、壮筋骨的功效，能够改善腰膝酸软、视物不清等症状，尤其适合于中年肾虚女性食用，能有效提高机体免疫力，并补气强精、滋补肝肾、抗衰老、暖身体、抗肿瘤。历代医家治疗肝血不足、肾阴亏虚引起的视物昏花、夜盲症时，多半会使用枸杞。民间也有枸杞蒸蛋的食疗方子，用来改善慢性眼病。

枸杞粥

配料：粳米 50 克，枸杞 20 克，白砂糖 20 克。

做法：将枸杞、粳米分别洗净后，连同白糖一同放入锅中，加水 500 毫升，开大火煮沸后，转为小火熬煮，待米花汤稠时再焖 10 分钟左右即成。

保健功效：养阴补血，益精明目。

4. 何首乌

何首乌味苦甘涩、性微温，归肝、肾经，具有补肝肾、益精血的功效。肾虚症见头发早白、脱发、发质干枯者，以及白带较多的女性，可以经常食用，效果甚佳。但是，何首乌有一定的毒副作用，服用过量会对胃肠产生较大刺激作用，出现诸如肠鸣、恶心、腹痛等胃肠道反应。严重者甚至会出现躁动不安、抽搐，甚至是呼吸麻痹等症状。在临床中，何首乌的用量一般为 10~30 克。另外，在熬制何首乌的过程中，不要使用铁锅。在服用何首乌期间，忌食猪肉、无鳞鱼、各种血制品、葱、蒜等食物。

何首乌刺参汤

配料：何首乌 5 克，刺参 100 克，豆苗 10 克，猪肚 50 克，姜 10 克，清汤 600 克，盐、鸡精、胡椒粉等调味品适量。

做法：将何首乌洗净，刺参涨发后切条，猪肚泡发切条入沸水焯一下，姜切片待用。将锅置于火上，放入备用的清汤、姜片、何首乌、猪肚、刺参等，开大火煮沸后转为小火炖煮半个小时，最后放入豆苗，加入调味品即可。

保健功效：此汤能够活血降脂，尤其适合于中老年女性朋友食用。汤中的刺参对于常见的精血亏损、身体虚弱、消瘦乏力等症状有很大的缓解功效。何首乌具有补肝益肾、调养精血的作用，对于阴虚血少、头发早白的女性很有作用。

5. 栗子

栗子性温，味甘平，入脾、胃、肾经。有关医学书籍中记载，栗子具有补肾健脾、强身壮骨、益胃平肝的功效，有着"肾之果"的美称，是良好的健脾益胃、补肾壮腰之品，针对于肾虚引起的腰膝酸软、肌肉疼痛很有效果。此外栗子还含有丰富的蛋白质、脂肪、B族维生素等多种营养成分，尤其是其中的维生素含量，至少是大米的4倍，每100克栗子中还含有24毫克维生素C。栗子所含有的不饱和脂肪酸，能够有效对抗高血压、冠心病、动脉硬化等疾病。栗子中的核黄素，对日久难愈的小儿口舌生疮以及成人的口腔溃疡都有良好的缓解功效。

莲藕栗子糖水

配料：栗子15克，莲藕600克，葡萄干50克，冰糖少许。

做法：将莲藕洗净后切成厚片，栗子去壳去皮。锅内加适量水，放入栗子和莲藕，开大火煮沸后，转为小火慢炖1小时左右，添入冰糖和葡萄干，稍煮即可食用。

保健功效：补虚养生，尤其适合于女性食用。

补肾切忌盲目

中医强调，肾虚有分别，要讲究虚实阴阳辨证治疗。每个个体都有自己的独特性，因此需要个人治个人的病，不要完全相信民间偏方，更不要随便自行吃补药。哪怕是肾脏健康的人乱吃肾药，也会给身体相应的脏腑和器官增加负担，无病加病。故肾虚不可乱补，否则不是"一劳永逸"而是"得不偿失"。

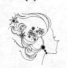

小贴士

中医学中的肾脏之道

1. 肾为先天之本。

2. 肾主骨，生髓，通于脑。

3. 肾主纳气，肾主水液。

4. 腰为肾之府。

5. 肾司二便。

6. 肾藏精，主生长、发育、生殖。

7. 肾开窍于耳。

肝脏好，气血足

　　女人气血足，才会面色红润有光泽，而肝脏作为人体最大的"血库"，在这个过程中所发挥的作用自然不必多说。女人因为天性较为敏感，且思虑多，所以肝脏本身就要比男性脆弱很多，因此，女人更要注意养肝护肝，尤其是中年女性，对肝脏的保养必须重视起来，因为它才是女人幸福的王道。

肝脏是人体的"血库"

　　土地缺水，万物就不能正常生长；人体缺血，脏腑就不能正常运转。我们知道，心脏是产生血液的地方，而肝脏则是人体的"血库"，负责全身血液的调配和存储。身体哪里有需要，肝脏就发挥其"总导演"的角色，及时把血液输送过去。就连我们最简单的动动腿、抖抖胳膊，甚至是眨眨眼，都离不开肝脏的指挥和作用。除了能够把血液输送到需要它的地方，肝脏还能依据身体目前的状况调节循环的血流量。如当人体处于睡眠中时，对血液的需求并不大，肝脏就会将部分血液贮藏起来，等到人体工作或是运动的时候，再将血液输送过去，以保证身体能量和全身所需。

　　女性肝脏不佳，血液储存和输送功能不到位，就会皱纹丛生、毛发枯黄，甚至出现头晕眼花、心悸乏力、四肢麻木、月经量少、闭经等衰老症状。因此，养血就要先养肝。肝脏好，气血才足。

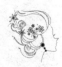

肝气不顺影响脾

女性一向心思细腻，多愁善感，这种生理和心理特点，使得女性比男性更容易出现肝气郁结、气血不畅的情况。在中医五行中，肝属木、脾属土，而木克土，脾土又归肝木管辖，换句话说，肝脏相当于是脾的"顶头上司"。平时肝脏和脾脏各司其职，相安无事，共同运化着身体内部的营养和废物，相辅相成。但是，当人心情郁闷或是情绪不佳时，肝气就会失调，或过于旺盛，或郁结于内。肝脏的失调直接导致了脾的不畅，脾脏运化的功能从而减弱、失灵，这也就是很多人说"一生气就不想吃饭""被气饱了"的原因。除此之外，肝气郁结还会导致女性月经不调、乳房胀痛，甚至是盆腔炎、子宫肌瘤等妇科病，或是引起反胃、腹部胀痛、便秘、打嗝等肠胃系统的不适感。

肝脏不佳表现在哪些部位

1. 看脸颊

肝脏在面部的反射区是左脸颊，也就是说，只要身体肝火旺盛，左脸颊上就容易出现痘痘。如果左脸颊出现成片的斑点，就要注意了，这可能是抑郁症或是较为严重的肝病前兆。有些人不懂得人体五脏相生相克的道理，胡乱吃补药、保健品等，导致肝气郁结后，左脸颊也很容易出现成片的色斑。另外，如果额头两边毛孔粗大、爱出痘，也是肝气不畅的表现。

2. 看月经

如果月经量呈现逐渐变少的趋势，甚至有闭经现象时，就是肝脏出现问题的标志，严重时，还会引起子宫和卵巢的萎缩。

3. 看关节部位

肝主筋，关节炎、腰膝酸软等症状，都可以归为筋病。如果女性身体

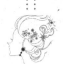

柔韧度逐渐下降、走路僵硬死板、身体灵活度不高、扭动时会感觉拉扯或不适，甚至出现筋骨疼痛等症状，说明体内肝血不足，濡养不到筋骨，导致人体在运动时，总是容易受伤或疼痛，易骨折。

4. 看眼睛

肝主眼睛，当双眼发干发涩、视物不清或是有夜盲症时，说明肝脏藏血的功能不足了，从而供应不到眼睛。此外，肝属木，喜欢干燥的东西，如果眼睛变得眼屎较多或总是流泪，说明肝脏湿热较多，应该及时除湿利水。

哪一类女性容易患肝病

有一类女性，她们做事劳心劳力，追求完美，容易思虑过度而消耗肝血，与人相处中，总是照顾别人的感受，而常常压抑自己的情绪，有时候表现得固执己见，爱钻牛角尖，跟自己较劲。这类女性一般被称为"木行女性"。"木行女性"因为比一般女性更容易肝郁气结、肝火旺盛，因此，也更需要养肝护肝，防止肝脏系统疾病，如颈椎病、乳腺增生、腰肌劳损、神经衰弱等。

"木行女性"在日常饮食上要多吃木行食物，如菠菜、芹菜等，多揉揉肝胆两经，多运动关节。另外，专家推荐，太冲穴是"木行女性"的金牌保养穴位。太冲穴位于人体肝经上，在每天下午5~7点的时间段内，揉按左右脚的太冲穴约半个小时左右，对肝脏的保养很有效果。下午5~7点是肾经最活跃的时间，选在这个时间揉按太冲穴，主要是因为"肝肾同源"，肾水生肝木，肾脏是肝脏的源头。同样的，肝经最活跃的时间是凌晨1~3点，在这个时间段的揉按肾经，也可发挥相似的作用。

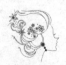

忧思伤脾

脾统血，为血之源，气血需要脾的生化和运作，才能上行化为乳汁，下行化为经血。脾脏又是我们人体当中很重要的免疫器官，脾脏一旦发生病变，人的健康就会受到影响。另外，脾脏还是人体的后天之本，掌管运化水谷精微，促进胃部消化和吸收。我们工作、生活、学习所需要的能量，都需要通过脾胃的共同运作，才能转化为气血和能量。脾脏在志为思，人体一切与思考有关的活动，都与脾脏有着密切的关系。如果思虑过度或是所思不遂，就很有可能影响脾脏的正常生理活动，其中影响最大的就是"气"的运行和流动，可导致气滞或气结。

脾脏是否"失灵"

1. 面色萎黄、苍白，有色斑

脾气虚很容易导致气血不足，如果再加上思虑过多或是身心操劳，面色就会变得萎黄，开始长色斑，严重时还有可能产生头晕、失眠、心慌等不适感。

2. 白带量多

脾脏主管人体内的水液运化，脾脏"失灵"，体内湿气就会不受控制而四处游散，或是脾脏无法运化体内过多的湿气，因而出现白带量增多的情况。白带是人体排湿的主要途径，女性尤其如此。

3. 口气明显

脾脏对应于人体五官为口唇部位，当口唇周边长痘痘、口腔溃疡或是

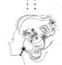

口气明显时，说明脾脏毒素较多，无法自行消解从而从这些部位发散出来。

4. 水肿肥胖

肥胖在中医学中叫"痰湿"，也就是人体有多余的湿气。脾脏功能不佳时，这些湿气和毒素就不能正常地被运化，长期堆积于体内，肥胖自然也就形成了。健康有效的减肥，一定是围绕健脾祛湿的主题进行的，否则，很容易引起反弹。

脾脏"失灵"的不同表现

1. 脾气虚

脾气虚的临床表现为腹胀纳少，倦怠乏力，少言懒语，形体上消瘦虚弱或浮肿肥胖，舌苔淡白。

2. 脾阳虚

大便溏稀，痞满腹胀，四肢寒凉，白带量多而清晰色白，喜温喜按，舌苔白滑。

3. 脾不统血

临床上多见于慢性出血症，如月经量过多或是皮下出血等，较为严重时会发生崩漏、便血等症状，与此同时，还伴有一些脾气虚弱的表现。

食疗健脾

1. 蘑菇炒山药

配料：干蘑菇、新鲜山药、芹菜适量，淀粉、食盐、酱油少许。

做法：将干蘑菇洗净后置于热水中泡发，浸泡过蘑菇的水留下备用。山药洗净后去皮，切成大小适宜的块状，芹菜洗净后切段。锅置火上，倒油，待油热之后，将准备好的山药、蘑菇、芹菜放入，稍事搅拌之后，就将泡菇水倒入，等到汤汁较浓时，放入少许淀粉勾芡，然后添入食盐、酱油等调味品，搅拌均匀，即可食用。

保健功效：此道菜具有健脾益胃、润肺补肾的功效，不仅能够改善脾胃不适等症状，还能有效增强人体抵抗力。

2. 海带银耳羹

配料：海带 80 克，银耳 30 克，冰糖少许。

做法：将海带洗净后切段，银耳置于水中泡发，然后放入锅中，加水适量，用小火煨成糊状，最后添入少许冰糖，搅拌均匀，即可食用，最好在 1 日内服用完，可以长期饮用。

保健功效：此汤羹具有疏肝理气、补脾益肾的功效。

3. 薏米粥

配料：大米 180 克，薏米 90 克。

做法：将大米、薏米洗净后放入锅中，加水适量，开小火煮至米烂粥熟，即可食用。

保健功效：薏米粥具有健脾除湿、利水的作用，常用于食欲不振、腹胀、水肿肥胖等病证。

4. 三米桂圆粥

配料：薏苡仁 30 克，紫米、糯米各 90 克，红枣 10 个，桂圆肉 20 克，红糖少许。

做法：将薏苡仁、紫米、糯米洗净后放入锅中，加水适量煮至八分熟。红枣洗净后切瓣，待米烂之时，将红枣、桂圆、红糖添入粥中，再煮片刻后，关火即可食用，每日早晚食用。

保健功效：此粥具有健脾开胃、补益气血的作用。适合于体虚多汗、脾胃虚寒、营养不良的患者长期食用。

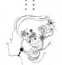

健脾习惯

长期忧思过度，伤了脾，相当于切断了身体气血的源头，气血生化一旦发生紊乱，那么，身体健康就会大打折扣，对于女性尤其如此。气血不畅会导致月经滞后、面色萎黄，有些女性甚至出现闭经的情况。如果是哺乳期的妈妈忧思过度伤脾，那么，乳汁分泌就会减少。女性以气血为生，而脾脏为气血之源，因此，一定要重视脾脏保健。

对于女性来说，除了上述提到的食疗方法，还有就是睡眠，这是保养脾脏很有效的方法之一。女性尽量不要熬夜，要提高睡眠质量。优质的睡眠可以让女性气血充盈，面色红润有光泽，年轻有活力。

高质量的睡眠需要"天时地利人和"，睡眠的时间、睡眠的姿势、睡前护理等细节都是良好睡眠不可缺少的部分。晚上 11 点至凌晨 3 点是人体排毒的关键时期，人体应在睡眠中度过，所以，每天晚上上床睡觉的时间应该在 10 点左右。睡前对面部进行一个彻底的清洁，洗去一整天的疲劳，也可以适当补水；用热水泡泡脚，再用双手适当揉按脚部穴位，或者是洗个热水澡，缓解压力、放松身心的同时，还可以促进睡眠。通风的环境、清新的空气以及舒适的床，都有利于人体安全感和舒适感的建立，从而达到高质量的睡眠。

另外，饭后散步可以帮助肠胃消化，促进废物的排出速度。因为餐后是最容易产生毒素的时候，如果食物不能及时地被消化和吸收，毒素会越积越多。按摩脾脏要穴也是一个不错的保健方法，如足三里、商丘穴等，以一定的力度适当揉按，可以起到健脾保健的功效。

四十岁，该保养心脏了

心脏的主要生理功能有两个——"主血脉"和"主神志"。心主血脉，推动全身的血液在体内运行和流动，使血液中的营养成分滋养脏腑组织及各处器官。心主神志，只有心脏健康，人的精神意志和思维才能正常运转，人体才精神充沛、思维敏捷、目聪耳明。

"心"的不适症状

1. 舌头有瘀斑

从中医学角度看，舌为心之苗，也就是说，当心脏发生一些病变时，会及时地反应在舌头上。如果你有心脏方面的问题，日常就要多留心舌头的变化情况。如果舌头发红，还伴随烦躁不安、心慌、心悸等不适感，一般说明心阴不足。中医讲，心阴不足容易生虚火，从而引发心血管疾病。如果舌头有瘀斑，一般是说明气血运行不畅，如果还伴有心慌气短、呼吸困难等症状，则说明你的心血管发生了一些病变。如果舌头有瘀斑，还有较为明显的头痛、头晕症状，则很有可能是脑血管疾病。如果舌苔变白，多为湿气中阻，如果伴有胸闷、头晕等不适感，则很有可能为冠心病、心肌炎、动脉硬化等疾病的前兆。

2. 额头长痘

额头属于心脏的部分，如果额头一下子冒出了很多痘痘，说明身体最近心火旺盛。

3. 心悸、失眠、胸闷

人体长期心火旺盛，热毒排不出去，淤堵于体内，轻则出现胸闷、睡眠不足、心慌失措等不适感，重则会产生严重的刺痛感。

四种廉价食物助养心

1. 燕麦

燕麦中富含欧米伽－3脂肪酸、叶酸以及大量的钾和纤维质，能有效降低血液中的低密度脂蛋白胆固醇含量，保持血循环通畅，从而保护心脏健康。

2. 大豆

大豆是我们人体每日所需蛋白质的重要来源，豆腐、豆奶也是我们摄取营养的途径之一。大豆中的饱和脂肪酸含量很低，不仅能够有效降低血液中的胆固醇含量，还能和燕麦粥形成营养互补。

3. 鲑鱼

鲑鱼中含有非常丰富的欧米伽－3脂肪酸和虾青素，虾青素是一种有效的抗氧化剂，不仅可以清除体内组织的自由基，还能有效降低血压及血液的黏稠度。临床实验证明，每周食用鲑鱼两次，能有效降低心脏病死亡率约三分之一。

4. 坚果

坚果有很多种，核桃、腰果、杏仁等，它们有一个共同点，就是都富含欧米伽－3脂肪酸以及不饱和脂肪，这些对人体有益的"脂肪"，能对心脏起到一定的保护作用。

情志环境养心

上述提到"心主神志""心主血脉"，所以我们在日常生活中要注意情志调节以及保持平静的心境，这对心脏的保健养生同样具有重要的作用。

1. 情志养心

中医学中认为"心脏在志为喜"，也就是人的七情中，高兴的情绪与心脏的关系最为紧密。因此，保持愉悦高兴的心情，能够对心脏形成一种良性刺激，促进身心健康。现代医学也有相关证明，性格开朗、精神状态良好的人，大多都较为健康，尤其是心血管疾病的发病率较低。而情绪不稳定、精神压抑苦闷、对人生的看法较为悲观者，大多时候体弱多病，心脑血管的发病率也居高不下。人到中年的女性，往往一方面有着更年期的困扰，另一方面身体精气神不足，常常容易发怒疑心，一旦处境不顺，多生抑郁之感。因此，女人四十，要学会调节心情，改善精神状态，万事宜平、宜缓、宜和，以心安神静为要旨。

2. 环境养心

周围的环境对我们心脏健康同样有着很大的影响。科学实验证实，人体长期处于噪声环境中，或是突然听到较为刺激的声音时，身体血压就会瞬间升高，心跳加快，不自觉地心慌、烦躁。当所处环境的噪声超过60分贝时，人体会出现应激的情绪激动，或是暴躁易怒等烦躁之感，高血压发病率明显升高。故调神安心，实为养心之要。《医钞类编》中提到："养心在凝神，神凝则气聚，气聚则形全。"所谓凝神，也就是要保持内心的安谧和清静，内心清净了，人体自然就会精神顺畅、心平气和、血脉流畅。因此，当我们所处的环境噪声较大时，要积极想办法应对，可以安装双层玻璃或是请求有关部门解决。如果居室内噪音较大，则要适当减小电视机音量。空闲时间可以去空旷安静的地方锻炼或活动，放松身心，排除干扰。

3. 顺时养心

夏季养心正当时。中医学中认为"心与夏气相应"，夏天是人体心气最旺盛的时候，同时，夏天在五行中属火应心，因此，夏季养心宜清淡温润，多吃新鲜果蔬，少食油腻进补之物。睡眠是夏季最简单的养心之术。睡眠对于每个生命来说，就像食物和水一样，绝对需要。科学研究显示，人体可以忍受长达3个星期的饥饿，但是只要三天不睡觉，人就会表现得坐卧不安、情绪激动、判断力下降，甚至出现严重的错觉或幻觉。睡眠是大脑皮层由兴奋到抑制的过程，而这种抑制是一种主动、平和、逐渐的抑制，更是一种心境安详的过程。对于疾病，中医学认为："三分调，七分养"，"调"不外乎是饮食调节、心态调节，"养"则为睡眠。常言道："药补不如食补，食补不如睡补"，保持良好的睡眠，正是修身养性、保养心脏的最佳方式。夏季昼长夜短，人们也习惯于晚睡早起，相对来说容易造成睡眠不足。尤其是夏季的正午时间，天气炎热，人体出汗较多，午饭后血液集中于胃部，大脑供血减少，也容易瞌睡。对于午休时间较短的城市白领族，可以在这个时间段适当听听音乐或闭目养神。午休讲究的是小憩，如果睡眠时间过长，人体醒来会感觉更累，没有精神，同时也需要注意，夏季睡觉不要贪凉，避免睡在风口处，以防着凉受寒。

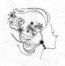

润肺润出美丽容颜

肺是我们身体内最为脆弱的一个器官，空气中的灰尘、颗粒物，甚至是有害气体都会通过我们每一次的呼吸进入到体内。我们经常看到的一幅吸烟者与不吸烟者肺部的对比图，正常人的肺部是淡红色的，而吸烟者的肺部则呈现灰黑色的，因为他们的肺部长期附着尼古丁、二氧化硫等有害物质，虽然肺叶上排列着的细小纤毛可以将这些有害物质排出体外，但是如果环境过于严峻，或是肺部长时间处于熏染中，肺部的运作就会因为超出负荷而失灵，也就容易产生肺炎、哮喘、支气管炎等疾病，甚至转化为肺癌。从这一点来说，肺也是人体最"脏"的一个器官。

肺部"脏"的表现

1. 肤色暗淡无光，呈锈色

中医认为，肺主皮毛，皮肤的白皙、光泽程度都取决于肺功能是否良好。当肺部毒素较多时，这些毒素会随着肺部的呼吸和运作，逐渐沉积在皮肤上，使皮肤看起来暗淡无光泽，甚至形成色斑。

2. 经常便秘

从中医学角度看，肺主气，司呼吸，掌管宣发和肃降，调通水道。肺部与大肠在经络上互为相属，构成表里关系，因而在病理上，也就互相影响。肺部通过气化，将体内的污浊之气排出体外，将脾脏所运化的水谷精微散布到全身。宣发和肃降是肺脏独特的两种生理特性，二者相辅相成，相互协调，肺气出入通畅，呼吸均匀，则宣降正常。若肺气紊乱，则津液不能下达，肃降功能失调，则大便秘结。同样的，大肠实热，脏腑之气不通畅，也不利于肺气的运行，容易引发咳嗽或哮喘。

3. 情绪低落，易多愁善感

过多的毒素堆积于肺部，会导致肺气运行失常，从而影响人体气血流动，脏腑无法疏解心中的闷气，长时间堆积，人便会多愁善感，情绪低落。

清肺食物

肺属金，所以金系食物对肺部具有不错的保健功效。属金食物大多呈白色，属性偏寒凉，能够促进肠胃蠕动、改善肌肤弹性及光滑度，润肺爽声，强化新陈代谢。

1. 萝卜

萝卜含有丰富的维生素及多种微量元素，能有效抵抗自由基对身体组织的侵害，增强机体免疫力。萝卜中含有的芥子油，能有效促进肠胃蠕动，从而将废物及时排出体外。在我国很多地区人们都有生吃萝卜的习惯，也是基于其通便润肺、止咳化痰的功效。

2. 百合

百合性味寒凉，甘美爽口，质地肥厚，营养丰富，含有人体所必需的多种氨基酸和维生素，具有养阴润肺、清心安神的作用。尤其适用于阴虚久咳或痰中带血等肺热之症，以及夏日里由于天气炎热而引起的失眠烦躁、咽干喉痛、食欲不振等不适感，能够滋阴润燥、除烦降躁。

3. 苹果

苹果具有补益脾气、调养胃阴、生津解渴的功效，对于人体的神经系统和心血管系统都有很好的保护作用，经常食用能够有效改善肺部呼

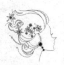

吸功能，尤其是冬季。我们知道，肺部与外界环境联系最为紧密，当然自我保护能力也较弱。自然界中的病菌、灰尘、细颗粒物很有可能通过呼吸道进入人体内部，从而刺激气管、支气管及相关的肺部组织，而这些有害物质黏着于肺部组织上，不仅损伤肺脏，还会通过气化或血液循环，进而影响身体的其他脏腑健康。尤其是冬季，不得不说，寒冷的空气也会对人体呼吸道健康造成一定的影响，特别是对支气管黏膜的刺激，很容易促使黏液分泌过多，引发气管痉挛，从而加重分泌物排出困难。如果此时还食用梨来濡养肺脏，滋阴润燥，对本来就受寒严重的肺部无疑是雪上加霜。因此，冬季润肺，宜食用苹果，苹果中的果胶和抗氧化物能够减轻肺部炎症，而梨中的糖分则会对呼吸道炎症造成一种刺激。相关实验证明：经常吃苹果的人比不经常吃的人，咳嗽和咳痰的几率低35％左右。

清肺习惯

1. 揉按肺部要穴

太渊穴，位于手掌后内侧横纹头动脉中，也就是中医诊脉时的寸脉之所在。这个穴位属手太阴肺经的原穴，也是肺脏之气的留止之处，经常揉按此穴位，能够有效疏通人体肺气的升降，调整三焦气机，对于肺部的诸多不适和症状，如咳嗽、气喘、眼睛流泪或红肿、多痰、胸闷呃逆等都有明显的改善作用。另外，日常说话过多之人，如教师、售货员等，也可以经常点揉按摩此穴位，保健养生的效果甚佳。

2. 让人体正常排汗

中医讲肺主皮毛，人体皮肤排汗的多少与肺脏的健康有着密切的关系。生活中我们要适时地通过运动，让身体自然出汗，人体内脏的毒素会随着汗液被带走，有利于保持肺部清爽。除了运动之外，还可以通过洗热

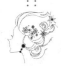

水澡的方式排汗，如果再添加些薄荷精油或生姜片，能更好地促进人体发汗，排出毒素。

3. 深呼吸

人体在每次呼吸的时候，都会有或多或少的废气残留于体内，而这些废气对于重新呼吸进来的新鲜空气无疑是一种毒素。因此，我们在日常生活中，不妨多做几个深呼吸，不仅可以有效减少体内废气的残留，还有利于清洁肺部。

4. 远离空气污染严重之地

污浊的空气对肺部的损伤影响非常大，生活中我们要尽量避免去空气严重污染的地方。雾霾严重的天气最好减少外出行动，如果要出门，尽量戴一些防护效果较好的口罩。

5. 多喝水，不吸烟

科学数据证明，超过50%的肺癌患者早期都是烟民，可见烟草中的有害物质对肺部健康的杀伤力有多大。日常生活中我们要保持多喝水、不吸烟的习惯，多喝水能够良好地滋润肺部，不吸烟则减少烟雾对肺部组织的伤害，二者相互促进，才能保持肺部健康。

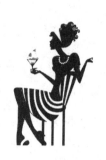

PART FIVE 第五章

保养卵巢是女人的不老法宝

卵巢年轻，女人不老

40 岁的女性，经过生儿育女、家庭、工作等多方面的消耗后，身体无论是肾脏、卵巢功能，还是雌雄激素水平都出现了较为显著的变化，而这些变化无疑都导致了人体一部分器官细胞的过度疲劳，从而表现为衰老。其实，大多时候，我们所看到的衰老迹象是一种"假性衰老"，是可以逆转的。也就是说，女性身体之所以出现衰老迹象，实际上因为人体长期过度疲劳，处于"亚健康"状态，从而使身体细胞出现疲软无力，进而表现出衰老迹象。如果在这个时期，能够适量补充一些提高肾脏、卵巢功能以及调节雌雄激素平衡的物质，体内细胞就会恢复活力，从而使人焕发年轻光彩。相反的，如果保养不好，那么，身体内的细胞将会长期"过度疲劳"下去，无法实现逆转，从而由"假性衰老"发展成真正的衰老。因此，在这种亚健康状态下的女性，简单的外部护理已经是不够了，内部的调理和改善才是根本。

卵巢功能下降的表现

1. 月经时间提前超过 7 天

女性的卵巢和身体其他器官不太一样，它的寿命较短。从女孩青春期，一般是 12 岁左右，卵巢开始工作，直至 50 岁左右绝经，卵巢功能衰竭，女性卵巢工作的时间也就 40 年左右。专家提醒，女人从 35 岁开始，卵巢的功能已经逐步在下降，如果发现自己连续两个月的月经周期改变超过一个星期的时间，比如前次是 4 月 23 号来，上次 5 月 17 号就又来了，这次又提前到 6 月初，则被认为是卵巢功能下降的典型表现。有这种症状的女性，应该反思一下自己的生活方式，看看是什么原因导致卵巢功能发生了明显的改变，如果置之不理很有可能导致早衰。

2. 激素水平下降

每个人月经量的多少基本是根据体内雌激素的多少来确定的，当然也和子宫内膜局部的环境有关。如果女性 40 岁就绝经，而且伴有雌激素缺乏的症状及表现，基本可以断定是卵巢早衰。

女性卵巢早衰的常见原因

卵巢看不见、摸不着，但是对女性来说非常重要。女人没有卵巢，就没有卵子，当然也就不能生育，除此之外，皮肤暗沉、皱纹、阴道发干、失眠烦躁等困扰也会随之而来。可以说，卵巢衰老，女性这朵美丽的鲜花也就此凋零了。且近些年来，卵巢衰老逐渐呈现年轻化的趋势，因此，女性一定要小心呵护自己的卵巢，避免对它的各种伤害，防止卵巢早衰。下面为大家列举一些白领女性卵巢容易衰老的原因。

1. 心理原因

白领女性生活、工作压力较大，情绪不稳定或是突然的精神刺激常常让人体中枢神经系统发生强烈改变，从而引起月经失调及卵巢早衰。

2. 环境原因

女性的生活环境中如果常常放置油橡胶制品、杀虫剂，或是烟草、塑料制品等，会严重影响卵巢健康以及生育功能。

3. 生活习惯不佳

毫无规律的生活作息及不健康的生活习惯都有可能引发卵巢早衰。晚上 11 点之后入睡的女性，由于睡眠不足或是睡眠质量不佳等问题，身体免疫力差，容易导致月经失调。有些女性长期节食减肥，由于缺乏必需的蛋白质而导致营养不良，也会影响卵巢。另外，青春期的女性穿过紧的内衣，在影响血液循环的同时，也会使发育受限，伤害卵巢。

4. 月经、婚育史

月经初潮时间较早的女性，绝经时间也相对较早。月经初潮时间晚的女性，绝经时间也较晚。绝经时间与卵泡的初始数目及衰竭率有着密切的关系，另外，生育过程中反复取卵或是服用相关药物促进排卵，都有可能加快卵巢衰竭。

5. 遗传或是病史

遗传因素以及相关的盆腔手术也是卵巢早衰的一大原因。

保养卵巢的药膳

1. 参鱼瘦肉汤

配料：鱼鳔、猪瘦肉各40克，枸杞、太子参各15克，食盐等调味品适量。

做法：将鱼鳔洗净后置于水中，泡软，切成细条状。猪瘦肉洗净后切丝，然后将二者放入锅中，加水适量，煮沸后，用文火煨2个小时左右，至肉烂之时，将调味品添入，搅拌均匀即可。喝汤吃鱼鳔、猪瘦肉，一天内服尽。

保健功效：滋阴润燥，改善女性卵巢功能。

2. 猪脊肉粥

配料：猪脊肉50克，大米80克，食盐、花椒适量。

做法：先将猪肉、大米洗净，然后再将猪肉切片，用油稍微炒一下后添加适量水，加入大米，开火煮至米烂粥熟，放入花椒、食盐，稍煮即可出锅享用。

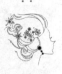

保健功效：此粥能够有效预防卵巢衰老以及肌肤干燥缺水、毛发不荣等症状。

3. 二仙羊肉汤

配料：仙茅12克，仙灵脾15克，生姜12克，羊肉250克，食盐、味精、油各适量。

做法：将羊肉洗净后切片，放入锅中加水适量，再将仙茅和仙灵脾、生姜装入白纱布袋中，放入锅内，开火煮沸后改为小火煨约2小时左右，至肉烂汤好之时，稍添佐料即可，食肉喝汤。

保健功效：此汤具有滋养肾脏、补益卵巢的功效。

4. 银杞明目粥

配料：银耳18克，枸杞12克，鸡肝100克，茉莉花8克，粳米90克，调味品适量。

做法：将银耳置于水中，泡发之后取出，撕成小片备用。鸡肝洗净后切成小片，与粳米一同煮粥，待到米烂粥熟之时，放入枸杞，稍煮，出锅之前添入调味品和茉莉花，搅拌均匀即可食用。

保健功效：此粥能有效改善面容衰老及卵巢早衰。

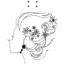

让人又爱又恨的月经期

育龄女性每隔一个月左右，子宫内膜发生一次自主增厚，血管增生、腺体生长分泌以及子宫内膜崩溃脱落并伴随出血的周期性变化。这种周期性阴道排血或子宫出血现象，称为月经，又称月经周期，是育龄女性生理上的循环周期。正常的月经衡量标准有月经周期、经量、经血颜色以及相应的生理反应，其中任何一个部分出现异常，都属于月经不调。专家称，月经不调是女性常见的妇科疾病，多是由于功能失常或是器官性病变导致的。

痛经

英国一家医学权威机构调查报告指出，全球女性，每5个人中就有4个会有不同程度的痛经。痛经常常让生理期的女性备受折磨，下面就为大家介绍几种缓解痛经的方法。

1. 适度的运动量

适度运动在增强人体造血功能的同时，还会改善人体素质，增强抗病能力。因此，在日常生活中，女性要进行适当的锻炼，如跑步、游泳、打球、跳健美操等。但是需要注意的是，运动要适度，不可过量，大量的出汗会导致人体阳气散失，造成反效果。

2. 坚持用热水泡脚

脚部的穴位非常多，平时可以用40℃左右的热水泡脚，能快速改善手脚冰凉的情况。通常需要浸泡20分钟左右，直至血液畅通，身体发热。泡完脚再配合揉搓脚部穴位，效果更佳。

3. 饮食调理

月经期间失血量较大，可以多吃含铁量丰富的食物，诸如动物肝脏、动物血、瘦肉、绿叶菜等。另外，具有优质蛋白质的鱼、豆、奶等也是良好的保健食品。痛经患者在月经来潮的一个星期前就要注意饮食，宜清淡、易消化，以扩张血管，使平滑肌松弛；避免食用一些生冷或是刺激性的食物，如辣椒、生蒜、胡椒等。除此之外，可以适当吃些酸味食物，如酸菜、食醋等，有利于缓解疼痛。蜂蜜、香蕉、白薯等润肠通便之物也能避免由于便秘而引发的疼痛。

4. 腹部保暖是关键

痛经患者在日常生活中要注意保暖，睡觉时避免风口，尽量不长时间吹空调，以免脚部和腹部受凉，降低抵抗力。

5. 科学的穴位按摩

阿是穴位于腰部两侧最痛的部位；关元穴位于肚脐正下方约3寸的位置；三阴交穴位于内踝尖直上3寸，胫骨后缘处的位置；气海穴位于肚脐正下方1.5寸的位置。这几个穴位对于缓解女性痛经很有效果。可在月经来潮之前的一个星期开始，每日1次，用揉按法或是推拿法，顺时针或逆时针都行，达到发热、感觉酸胀为宜。按摩期间也可以配合热敷法，效果更佳。

经期过长当心几种病

正常情况下，女性每个月的月经时间为3～7天，出血量一般在100毫升以内，其中第2天和第3天的量最多。如果女性经期过长或是月经量过大，则需要注意了。经期太长容易导致以下几种疾病。

1. 盆腔炎症

常见的盆腔炎症、子宫内膜炎等都是由于子宫内血液循环不良或是血瘀等问题引起的。而经期过长会直接导致盆腔内的血液量减少，引发循环不畅、血管痉挛等。

2. 血液病

女性月经期过长，会造成血管壁脆弱，通透性增强，从而引发慢性贫血、慢性肝炎、肾炎等疾病，甚至是血小板减少性紫癜、再生障碍性贫血等。

3. 子宫内膜异位症

女性经期过长很有可能是子宫内膜增强或是子宫肌层过度收缩引起的。因此，如果经期过长，要到医院检查。

4. 子宫肌瘤

子宫黏膜下肌瘤导致子宫腔面积扩大，引起收缩异常，也会导致女性经期过长。

经期补血的五种小甜品

1. 山楂桂枝红糖汤

配料：山楂肉 18 克，桂枝 8 克，红糖 30 克。

做法：将山楂肉、桂枝放入锅中，加两碗水，大火煮沸后，转小火煨约一碗的量，然后添入红糖，搅拌均匀，稍煮即可饮用。

保健功效：此汤具有温经化瘀、通络止痛的功效，适合于女性痛经及面色无华。

2. 姜枣红糖水

配料：大枣、红糖各 30 克，干姜 35 克。

做法：大枣洗净去核，干姜洗净切丝，共同放入锅中，添入红糖，加水适量，开火煮沸，即可饮用。

保健功效：此汤具有温经散寒的功效，适合于女性痛经，或是面部黄褐斑明显等证。

3. 乌梅红糖饮

配料：乌梅20克，红糖30克。

做法：将乌梅洗净后同红糖一同放入锅中，加一碗水，开火煮沸后，改为小火，煨至半碗，去渣温服。

保健功效：此饮品具有补血止血、养颜美容的功效，尤其适合于女性月经过多或是功能性子宫出血等证。

4. 韭汁红糖饮

配料：鲜韭菜250克，红糖100克。

做法：将新鲜的韭菜洗净后，沥干水分，捣烂取汁备用。将红糖放入铝锅内，加水适量煮沸，待红糖全部溶化之后，将韭菜汁放入，搅拌均匀，稍煮即可饮用。

保健功效：此饮品具有补益气血、温经散寒、养颜美容的功效，适用于女性气血亏虚导致的血瘀痛经。

5. 黑木耳红枣饮

配料：黑木耳30克，红枣30颗。

做法：将黑木耳、红枣洗净，红枣去核，置于锅中，加水适量，开火煮沸后，滤渣取汁服用。

保健功效：此饮品具有补中益气、养血疏通及止血的功效。尤其适用于女性月经量过多或是身体虚弱、贫血等证。

给高龄产妇的几个建议

在医学上，把年龄大于 35 岁的怀孕女性称为高龄产妇。一般来说，女性最佳的怀孕时间为 25～30 岁，此后，随着年龄逐渐增大，女性身体组织及肌体功能开始不断下滑，生育能力衰退。因此，高龄产妇不仅会有产生并发症的可能，胎儿畸形的概率也会大大增加。

高龄产妇需注意

女性人到中年，其坐骨、耻骨、髂骨以及股骨等都已经结合，骨化也基本完成，形成了一个相对固定的盆腔。同时，身体关节的韧带及组织弹性较差，子宫容易出现宫缩无力，这种情况使难产或是导致生产后感染、贫血的概率大大增加，从而引发身体衰弱。

高龄产妇在生产时，容易面临两种问题，一是难产；二是生产引发的并发症及其他风险。难产不仅会让产妇痛苦不堪，也会对胎儿造成伤害。胎儿有可能因为长时间滞留于子宫内而引起胎儿窘迫症。这种窘迫症对胎儿的影响几乎可以说是致命的，轻则导致胎儿心脏、大脑缺血缺氧，重则造成不可逆转的大脑损伤，甚至是窒息。高龄产妇的并发症一般为妊娠高血压症，这种并发症会影响母体及胎儿的健康，甚至是生命安危。若母体本身就有其他疾病，则胎盘功能退化的现象更为明显，这些情况都应该引起高度重视。

虽然高龄产妇有诸多风险，但是生活中多注意一些保养细节和事项，

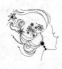

还是可以安然度过孕产期的。

1. 科学按时服用叶酸

作为高龄产妇，在准备怀孕或是已经怀孕时，要自觉服用叶酸，可以避免胎儿神经血管畸形等。

2. 保持心情放松

怀孕初期，一般都会有呕吐、恶心的情况，尤其是早上起床刷牙的时候，这种情况大约持续到 12 周左右。这种正常的孕吐现象，是胎儿在向你传递信息："妈妈，我已经存在了"。因此，不必惊慌，不要焦虑，平常心对待就好。如果呕吐十分严重，导致无法进食，需要及时咨询医生，服用维生素 B_6，能够有效保护胎儿神经中枢系统的正常发育。平时饮食中要注意多餐少吃，尽量避免油腻、生冷食物，以防引起肠胃不适。

3. 定期进行检查

按照我国产检规定，孕期要进行 13 次产检，以保护母体及胎儿的健康。每次检查的意义和内容都是不一样的，在怀孕 12 周之前，最好去医院做检查，了解身体各个器官功能是否健全以及是否适合怀孕，如果有不适情况发生，最好果断终止妊娠。怀孕 15 周左右时，应该对胎儿的染色体进行筛查，看是否有先天畸形的情况，或是其他不良倾向，如有异常，应果断引产。当怀孕超过 22 周时，就可以通过 B 超对胎儿进行整体的畸形筛查，主要是了解胎儿的器官是否发育正常，如有异常，最好在怀孕 27 周之前终止妊娠。而到了孕期末，则应该增加检查的密度，及时了解胎儿的发育状况及羊水、脐带、胎盘的状态，监护胎儿的发育进度直至分娩。

4. 注意各种妊娠并发症

高龄孕妇在饮食中要尤其控制糖分和盐的摄入量，少吃甜品和饮料，控制面包、饼干的摄入量，以免患妊娠糖尿病和高血压综合征。当母体发生高血压时，血管痉挛会影响胎盘的血流量，从而使胎儿无法获得更多的养料和氧气，而母体也会因为颅内压力升高而出现头痛、头晕等症状，引发子痫症，危害母体和胎儿的健康和安全。

两道汤调理高龄产妇气血

高龄孕妇们常常会出现心悸、无力、稍微一动就气喘吁吁，甚至是呼吸不畅等状况，这是典型的气虚表现。随着胎儿的逐渐发育和成长，母体一方面要提供足够的营养，另一方面也要负担更大的压力，而人体心脏在 25 岁之后就会逐渐老化，所以，高龄妈妈们更容易出现心悸等气虚的现象。

中医讲究"肾主生殖"，也就是肾脏的阴阳是人体受孕的基础，而高龄孕妇们难免会有肾气亏虚的现象，因此，也就很容易发生气血不调，或是阴血偏虚、阳气上亢导致眩晕，或是气血衰虚影响胎儿健康。虽说如此，高龄准妈妈们还是可以通过一些食疗方来良好地调理气血，下面就为大家推荐两道改善气血的小药膳。

1. **当归补血汤**

配料：当归 10 克，黄芪 50 克，鸡半只。

做法：当归去头去尾，取中间段，与黄芪和鸡一同放入锅中，加水适量，开大火煮沸后，改为小火慢慢炖煮。

保健功效：这道汤具有补气养血的功效，适用于大部分体质的孕妈妈，可以每周喝一次。

2. **党参砂仁排骨汤**

配料：党参、桑寄生、大枣各 15 克，当归、杜仲各 10 克，枸杞 20 克，砂仁 5 克，排骨适量。

做法：将上述所有药材用白纱布袋包好，置于锅中和排骨一起炖煮。

保健功效：这道药膳中，当归补血、党参补气、砂仁养胃安胎、杜仲补肾强腰、大枣补血，特别适合孕期女性食用。不过需要注意一点，感冒期间慎喝此汤。

每天步行改善肝血不足

年龄较大的女性容易肝血不足，而从中医角度来看，肝血不足最容易导致气血不调，从而不易受孕。如果再加上盼子心切，心理调节不良，着急焦虑、肝郁气结，受孕的可能性就更小了。除此之外，身体的五脏六腑只有各司其职，正常运行，母体及胎儿才能健康发展。因此，专家建议，每天步行20分钟，能够有效改善心脏及腹肌功能，促进气血循环，补充肝血。

雌激素，到底应该怎么补

雌激素种类很多，有天然的，也有人工合成的。专家提醒，雌激素服用过多易引发肿瘤，应当科学合理地补充。

雌激素低的表现

雌激素是一种女性激素，由卵巢和胎盘产生，肾上腺皮质也会分泌少量雌激素。随着发育逐渐成熟，女性在进入青春期后，卵巢开始分泌雌激素，反过来雌激素又会促使女性阴道、子宫、输卵管以及卵巢本身的发育，随着子宫内膜增生而开始产生月经。另外，雌激素还能促使女性的皮下脂肪累积，乳头、乳晕颜色变深，体态逐渐丰满，乳腺增生，并开始产生性欲，同时加快骨骼中的钙质沉积，以及体内钠的潴留。可以说女人的成熟、生育过程都少不了雌激素的作用，尤其是随着卵巢分泌雌激素的减少，或是女性进入更年期，雌激素就越显珍贵和神圣。雌激素不仅仅维持着女性的魅力，更关乎着女性的身体健康。

雌激素并不能像我们身体中的其他内分泌腺一样能够源源不断地提供，因为卵巢是有生长周期的，当卵巢的功能下降，分泌的雌激素减少，甚至是停止分泌的时候，与之相关的身体内其他器官与组织也开始衰退。在 40 岁之前，女性患心脑血管疾病的概率比男性要低，主要就是雌激素在起作用。雌激素在无形之中维护了血管的柔软度，但是随着雌激素的逐渐减少甚至消失，女性患病的概率也就增加了，与此同时，骨质也开始疏松，这也就是这个年龄的女性常常感到腰酸背痛的原因。据统计，中国女性大约在 35 岁之后，就会出现雌激素降低的症状，如内分泌紊乱、骨质疏松、提前进入衰老期等，有些气血不足的女性，表现更为明显。基本有如下表现：

（1）皮肤干燥无光泽，皱纹丛生。

（2）潮热出汗、失眠烦躁、情绪低落不稳定，严重者甚至会对生活失去信心。

（3）身体总是莫名其妙地出现异常，如突然的刺痛感、身体麻木、耳鸣等现象。

（4）月经失调、性生活困难，严重者甚至会影响正常的生活及生育。

（5）身体亚健康状态明显，如头晕乏力、四肢酸冷、关节疼痛、血压波动大，严重者甚至记忆力减退、心悸，泌尿系统不适。

补充雌激素有章可依

雌激素赋予女性独有的特征，如乳房丰满、月经来潮等。除此之外，雌激素还能保持皮肤中的水分，使肌肤看起来水嫩光滑。而随着更年期的到来，女性们不仅失去了往日的光泽肌肤，甚至是情绪也不由自主地波动，这个时候，补充雌激素就成为当务之急。但是随意补充雌激素，很有可能诱发一些癌症，如乳腺癌、子宫内膜癌等。专家提醒，人体养生与保健，应与自然相统一，与自然越接近越健康，雌激素的补充也是如此，完全可以于日常饮食中进行。

1. 蜂王浆

蜂王浆具有保湿锁水的功效。在日常护肤的时候，可以在护肤品中添入黄豆大小的蜂王浆，有养颜美白的功效。另外，进入更年期的女性也可以每天服用 10 克左右的蜂王浆，以补充雌激素。

2. 浓豆浆

专家提醒，女性进入 40 岁后，要特别重视大豆类食物的补充。每天保证喝一杯浓豆浆或是吃一块豆腐，日积月累，能够起到补充雌激素的作用。

3. 自制补充雌激素饮品

除了上述所提到的大豆类食物之外，进入40岁的女性还可以自制一些健康饮品，如用当归煎水，或是用山楂、蒲公英、生姜泡茶等，日常饮用，循序渐进，能够有效缓解雌激素减少所带来的不适感。

4. 清炒莴苣

配料：莴苣500克，食盐、酱油等调味品少许。

做法：莴苣去皮洗净后，切成长薄片，放入热水中焯一下，取出后沥干水分，放入烧红的油锅中，煸香，最后添入食盐、酱油等，搅拌均匀，即可食用。

保健功效：莴苣含有多种维生素及微量元素如钙、铁、磷等，能够有效防止人体衰老，改善色素沉着。清炒莴苣可以促进末端血管的血液循环，使皮肤看起来年轻滋润有光泽。

5. 莲实美容羹

配料：莲子、芡实各15克，薏苡仁25克，桂圆肉5克，蜂蜜少许。

做法：将莲子、芡实、薏苡仁米洗净后，置于清水浸泡半个小时，然后放入锅中，加水适量，再放入桂圆肉，大火煮沸之后转为小火，煮至熟烂后添入蜂蜜，搅拌均匀即可食用。

保健功效：桂圆肉补益元气，莲子补脾养胃，薏苡仁利水除湿。另外，此汤中含有丰富的维生素A、B族维生素、维生素C及胶原蛋白、酶等物质，能够促进人体新陈代谢及细胞更新。

6. 白木耳冰糖粥

配料：白木耳适量，冰糖、红枣少许。

做法：将上述所有材料洗净，然后置于锅中，加清水适量，开大火煮沸后，转为小火煨15分钟左右即可。

保健功效：白木耳具有滋阴润燥的功效，是一种天然的植物性胶质，

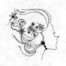

对于人体皮肤具有良好的保养作用。另外，白木耳适宜多种烹调方式，也可长期服用，搭配大枣和冰糖，能够滋阴补虚，不温不燥。

大豆异黄酮

我们知道，豆类和豆制品是卵巢的"营养品"。科学研究证明：豆制品含有一种植物雌激素，与人体雌激素的分子结构极为相似，被称为大豆异黄酮，通常多存在于高纬度地区产出的大豆及其大豆制品中。大豆异黄酮能有效弥补卵巢萎缩后雌激素分泌减少而带来的不足，它在血液中的浓度要比雌激素高很多，能够有效调节体内雌激素平衡、美容养颜，对于预防女性绝经引起的骨质疏松也具有相当不错的功效，所以受到保健养生专家的推崇。

大豆异黄酮还具有双向调节的作用，当人体内的雌激素水平降低时，它就会占据雌激素受体，发挥较弱的雌激素效应，提高人体雌激素水平；而当人体内雌激素过多时，大豆异黄酮又会以"竞争"的方式与雌激素占据受体位置，因为大豆异黄酮的活性仅为人体雌激素的2%，所以从整体上又表现为降低了体内雌激素的水平。大豆异黄酮性质温和、安全可靠，适宜长期服用。因而，通过服用大豆异黄酮来弥补体内雌激素不足成为目前很受欢迎的方式。

但是需要注意的一点是，大豆胚芽中提取的异黄酮产品尽量不要选择。虽然大豆胚芽中含有很高的异黄酮，但是研究表明，胚芽提取的异黄酮对人体的保健效果并不理想，而且胚芽中，除了异黄酮之外的其他物质，是不受人体组织欢迎的，尤其是制造低纯度异黄酮产品时，这一特点表现得尤为明显。

除了大豆异黄酮，日常生活中还有多种食物如芝麻、洋葱、葡萄酒、亚麻籽、新鲜蜂王浆、花生酱等，其中也有一定含量的雌激素，爱美或是需要补充雌激素的女性可以多食用。

推迟更年期，心态也重要

女性一过四十，更年期马上就要开始了，期间，女性的生理功能会发生一系列的变化，如神经功能失调、内分泌功能减退等，同时还伴有面部潮红、心悸失眠、容易焦虑烦躁、血压升高、记忆力减退等症状，这些统称为更年期综合征。

更年期综合征

女性更年期综合征体现在生理方面和心理方面。生理上，卵巢功能的退化使得雌激素分泌和排卵减少，从而使阴道、子宫，甚至是尿道等结构和功能也发生了改变。这一系列的生理改变，使得女性一时间适应不来而导致记忆力下降、多疑、惊恐、抑郁等。如果这些不良情绪得不到及时有效的疏通和缓解，日积月累，症状加重是必然的，如坐卧不安、搓手顿足、惶惶不可终日，对于身边发生的任何事情，都过于敏感，不愿意回首往事，悔恨情绪严重，有的人甚至怀疑自己身患"不治之症"。这些由于身体上的不适带来的精神苦闷，常常让人觉得很痛苦。

除此之外，人到中年，社会关系方面也遭遇到多重困扰，诸如职业瓶颈期、婚姻问题、父母的疾病或死亡、孩子升学考试或是孩子长大后离开身边等，这一切也都给更年期女性以沉重的心理压力。她们常常觉得自己变老了，不愿意多与人交往，不想参与任何公共活动，对家人经常因为抑制不住情绪而大发脾气。面对这种情况，如果家人不能够给予理解的话，

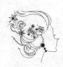

很容易发生家庭冲突。

所以，"女性更年要静心"，不是没有道理的。保持健康的心态是缓解女性更年期综合征的关键，心情好，才能食欲佳，气血充足，生理上的变化也会随之改善，因此，更年期女性的情绪调节是相当重要的。

更年期稳定情绪很重要

更年期女性一定不可忽视心态健康，保持良好、愉悦的心情，不仅可以有效缓解更年期的各种症状，还能拥有更为健康的生活。当遇到一些令人烦躁的事情时，自己要主动调节和改善，切忌一味使用药物缓解。

1. 主动与人交往

在与人交往中，可以相互分享、交流观点，尤其是遭遇不愉快的事情时，与朋友倾诉，不仅可以解除自己内心的憋闷，还可以得到朋友的安慰和理解，从不同角度看待自己所面临的困扰，心情会好很多。

2. 培养广泛兴趣

更年期女性要培养自己广泛的兴趣，一方面可以从中获取自身价值，另一方面，当你全身心投入兴趣中时，也就没有多余的时间去焦虑和彷徨。所以，培养兴趣的过程，可以使自己的生活总是充满新鲜和乐趣，从而顺利地度过更年期。

3. 学会转移矛盾

更年期女性不论从身体还是心理上，都处于人生的"焦躁期"，既然这个事实无法改变，那么，当你处于伤心、烦闷的情绪中时，就要学会转移情绪，可以出去看看电影、听听戏曲、拜访朋友，或是结伴郊游，改善自己的情绪，保持精神愉悦。

4. 养成乐天性格

以上几种方法都是暂时缓解精神苦闷的方法，其实，最重要的是要养成乐观开朗、豁达大度的人生态度。凡事不斤斤计较，不患得患失，胸怀宽广，多看到生活的幽默之处，拿得起、放得下，做一个智慧、恬淡之人。

调整饮食是辅助

人的身心是相互影响、相互促进的，要想保持积极健康的心态，饮食调节也是不可忽视的。随着年龄逐渐增长，女性身体代谢能力下降，所需要的热能也相应减少。因此，更年期女性要控制饮食中热量的摄入，多食用新鲜果蔬，以谷类为主，限制甜食，食盐控制在每天 5 克以下。下面为大家推荐几款适合更年期女性的健康药膳食谱。

1. 地黄枣仁粥

配料：生地黄 30 克，酸枣仁 40 克，大米 100 克。

做法：将上述所有材料洗净后，置于锅中，加水适量，开火煮至米烂粥好，即可食用。

保健功效：此粥可滋补清热、降火除烦。针对更年期常见的面热出汗、口苦尿黄、耳鸣烦闷等不适感有良好效果。

2. 七宝粥

配料：红豆 15 克，黑豆 20 克，黄豆 18 克，莲子 5 克，红枣 24 个，核桃仁 8 克。

做法：将上述材料洗净，然后将红豆、黄豆、黑豆先放入锅中，煮一刻钟左右，再放入莲子和核桃，煮约 10 分钟后，放入红枣，改为小火稍煮即可食用，一日三餐。

保健功效：健脾益肾，补虚强身。

3. 鲜枸杞汁

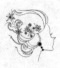

配料：新鲜枸杞 300 克。

做法：将枸杞洗净后用白纱布包裹，榨汁取液。每次服用 20 毫升左右，每日 2 次。

保健功效：枸杞具有补肝益肾的功效，尤其适合于更年期女性常见的头晕目眩、腰膝酸软、心情烦躁等不适症状，还可改善女性经期推后或提前等月经不调现象。

4. 韭菜汁

配料：新鲜韭菜适量。

做法：将鲜韭菜洗净后用白纱布包裹，榨汁取液。每次服用 5～10 毫升，每日 2 次，在喝之前可以依据个人口味适量添加些白糖。

保健功效：温阳散寒，有效改善更年期女性宫寒导致的腰膝酸冷、面色苍白、四肢不温、经量过少、夜尿频多等症状。

5. 虾米粥

配料：大虾米 15 个，小米 90 克，食盐、味精、葱末适量。

做法：将大虾米洗净后切成小丁，与洗好的小米共同放入锅中，加水适量，煮至八分熟时，将调味品添入，搅拌均匀，稍煮即可服用。每日 1 次。

保健功效：健脾益肾，补虚养胃。针对于更年期女性月经量过多或是经血色淡有块、腰膝酸冷、四肢不温等症状效果甚佳。

小 贴 士

枸杞食用有禁忌

通常来说，成年人每天食用大约 20 克的枸杞对身体是有好处的，如果想用于治疗一些疾病，可以每天食用 30 克左右。但是，枸杞虽然具有很好的滋补和治疗作用，也不是所有的人都适合服用的，如果过量食用也会产生一些副作用。

1. 阴虚人群吃枸杞容易上火

阴虚体质的人应该注意枸杞的食用量，尤其是在夏季。因为枸杞性甘温，食用过量会导致上火，特别是生吃时，更应减少用量。

2. 枸杞需要长期服用，切忌一次食用过量

枸杞中含有甜菜碱、氨基酸、胡萝卜素、维生素以及钙、磷、铁等营养物质，对人体健康是非常有益的，适合体质虚弱、抵抗力差的人服用。服用过程，需要长期坚持，每天吃一点，效果才好。一旦过量食用，则会出现上火、流鼻血、眼睛红胀等不适感。

3. 感冒发烧患者或是身体有炎症、腹泻之人慎用

由于枸杞的温热效果相当强烈，正在感冒发烧或是身体出现炎症、腹泻之人最好避免，以防加重病情。

4. 性情暴躁之人慎用

同样是基于枸杞的温热性质，性格急躁、性情暴躁之人如果食用过多，可能会面泛红光，甚至脾气变得更加急躁。

从上述可以看出，某些特定人群是不适合食用枸杞的，因此，我们要在对自己的身体情况有所认识和了解的基础上，有选择地食用，同时注意把握用量，才能将枸杞的养生功效发挥到最佳。

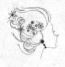

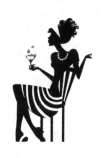

排毒和抗氧化，一个都不能少

排毒到底是排什么

"排毒"一词对于女性来说并不陌生，肌肤暗黄出现痘痘要排毒，身体臃肿也要排毒，女性不排毒就无法娇美，男性不排毒就不能保持阳刚之气，老人不排毒就不能实现延年益寿的愿望。那么，我们今天就来看看，所谓"排毒"到底是"排"什么。

身体中的"毒"

"毒"这个字眼，总是让人们望而生畏。身体中的毒，一般是指对人体健康有阻碍作用的物质，有"外在毒素"和"内在毒素"之分。

"外在毒素"一般是指人体周围环境中的一些有害物质，如受到污染的空气、汽车尾气、工业废气，受到污染的食品以及一些我们食物中经常携带的农药、化肥、食品添加剂等，尤其是垃圾食品，进入人体后产生的毒素对身体健康有着非常大的影响。另外，人们生活中服用的化学药品，其中所包含的毒副作用甚至是病原微生物对人体也有不小影响。不过，一般人产生毒素的来源主要在饮食，而饮食又以垃圾食品的比例为最高。下面，就为大家详细介绍一下导致人体毒素累积的垃圾食品。

1. 油炸类食品

我们知道，油脂被反复高温加热是会产生有害物质的。尤其是其中的不饱和脂肪酸，在经过高温处理后所产生的聚合物——二聚体、三聚体，其毒性强烈。另外，大部分的油炸类食品中，都含有高浓度的丙烯酰胺，也就是我们通常所说的"丙毒"，这是一种强效致癌物，进入人体后，会破坏维生素，改变蛋白质的性质，随着血液散布于身体各处，"攻击"人体免疫系统，成为心血管疾病的"头号杀手"。在油炸食品中，炸薯条中的"丙毒"含量尤其高，需特别注意。

2. 腌制类食品

腌制类食品由于在其加工过程中会添入大量的盐，因而很容易产生诸如亚硝酸盐、硝酸盐等有害物质。尤其是在腌制蔬菜的过程中，如果盐分少于15%，同时气温高、腌制时间短时，蔬菜中本身含有的无毒硝酸盐很有可能被微生物还原为亚硝酸盐，从而成为一种强烈致癌物质。科学研究显示，食物在腌制1小时后，其中的亚硝酸盐含量会增加，直至2周左右，到达高峰，这种状态至少持续2~3周。亚硝酸盐进入人体后，首先会对肠胃系统产生刺激，影响黏膜组织，并引发炎症甚至是溃疡；然后进入人体内脏，使得血压升高、肾脏负担加重。因此，经常食用腌制食品对人体健康有着很大的影响。

3. 肉类加工食品

大部分肉类加工食品中都含有一定量的亚硝酸盐，这是导致人体罹患癌症的潜在威胁。除此之外，其中添加的大量防腐剂、增色剂等食品添加剂，对人体肝脏、肾脏的影响也不容小觑。尤其是火腿制品，其中含有大量的钠元素，经常食用会导致人体盐分摄入超标，从而造成血压波动明显，甚至对肾功能造成永久性的伤害。

4. 饼干类食品

饼干中含有大量糖分和反式脂肪酸，经常食用，容易产生饱腹感，还会影响身体对其他富含营养的食品的摄入，从而造成人体缺钙、缺钾、缺维生素等营养不良的现象。青少年经常食用饼干类食品，容易造成肥胖，还会导致发育障碍、易骨折，不利于身体健康发育。此外，国家营养协会

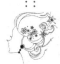

调查发现，人体摄入过多甜食，会阻碍正常的血液循环，降低免疫系统的能力，长此以往，很容易使体内的碳水化合物和脂肪发生代谢紊乱，导致胰岛素分泌过高，引发内分泌失调的同时，还会诱发糖尿病、心脑血管疾病、肥胖、佝偻病、近视、龋齿等多种疾病。而反式脂肪酸会降低人体血液中的高密度胆固醇含量，增加血液黏稠度，不利于中枢神经系统运作，从而增加动脉硬化和糖尿病的风险。因此，饼干虽然味道香甜，但是应该适可而止。在选购饼干时，如果包装配料表上标明有"起酥油""植物奶精""植脂末""植物奶油""氢化植物油"等字样时，都说明含有反式脂肪酸，购买宜慎重，最好选择一些低温烘烤的饼干或是全麦饼干。

5. 碳酸饮料

碳酸类饮料口味酸爽独特，尤其适合夏季消暑解渴，所以常常让人欲罢不能。殊不知，碳酸饮料中的多种物质，是人体骨质疏松、糖尿病、肠胃功能紊乱的"元凶"，儿童经常饮用，易得龋齿；成年人过量饮用，易引发食道癌。

6. 烧烤类食物

当肉类食物在烤炉上散发出诱人的香味时，你可曾想到，这些香味的背后，是蛋白质在发生变化、维生素在被破坏、氨基酸同样也"遇难"了。这些改变，不仅使得肉类的营养价值下降，甚至还会产生致癌物质。因为氨基酸在高温环境中会因为基因突变而产生有害物质。有些烤肉看似外焦里嫩，其实嫩的肉是还没有熟的肉，其中带有多种细菌和微生物，再配上胡椒、辣椒、孜然粉等热性食材，对人体消化系统会产生很大的影响，令身体上火的同时，还有可能伤害消化道黏膜，进而诱发癌症。

7. 蜜饯类食品

中国消费者协会调查发现，目前市面上售卖的蜜饯类食品都含有大量的甜蜜素、防腐剂以及亚硝酸盐，这些物质进入人体后，很容易形成亚硝酸铵，这也是一种强烈的致癌物。另外，蜜饯类食品中的香精等添加剂，也是损害人体肝脏的"利器"，较多的盐分则会导致血压升高，加重肾脏负担。因此，专家提醒消费者，在选购蜜饯类食品时，要注意美味中潜藏的危害。

其实，除了上述提到的几类食品外，还有像冰淇淋、方便面、罐头类，也是我们人体毒素的外在来源。

至于内在毒素，则是人体正常的新陈代谢所产生的废物，如宿便、糖分、脂肪、矿物质等代谢过程混乱所产生的废物，还有一些是由于消化道、淋巴管、经络不畅等问题而导致的毒素。

怎样有效排毒

排毒，并不只有排大便这一种方式，出汗、咳嗽、喷嚏、排尿等，都是身体排毒的表现，特别是排尿，是排泄人体代谢垃圾的最主要通道。在中医学理论中，并没有严格意义上的"排毒"之说，只有"解毒"。而最常用的方式也就是活血化瘀、疏肝理气、补气养血等。尤其像女性面部出现的色斑、皱纹等问题，中医看来，主要是血虚及血热引起的。人体血液亏虚，皮肤就会缺乏濡养而导致面色暗淡无光；血温过高则会形成瘀滞，进而在面部表现为瘀斑、疮等。

气与血，二者的关系甚为密切，气不足，也会影响血液的运行及流动，人体面部也会变得萎黄。中医讲的"补"和"泄"，其中，"泄"就是解毒的过程，如青春痘就需要"解毒"，而面部的瘀斑，则需要活血化瘀的过程才能解其"淤毒"。

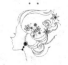

便秘，健康一大杀手

便秘如今已成为人们常见的亚健康症状，伴随着生活压力大与饮食不规律等问题，便秘对人体的伤害逐渐变大，虽然它不似肿瘤般可怕，但它带来的痔疮、肛裂、皮肤粗糙等问题，直接影响着人们的生活品质。尤其是女性，长期便秘，会使粪便在大肠内得以发酵，毒素被重复吸收，然后通过血液循环再到达身体其他各部位，进而影响全身健康。表现在外就是皮肤暗黄粗糙、色斑、大象腿、鱼尾纹、小肚子等问题层出不穷，甚至还会引发乳腺癌。总而言之，女性长期便秘老得快！

便秘原因

人体正常的粪便是圆柱形，长 10~20 厘米，直径 2~4 厘米，色呈黄。但是，现在很多人都排不出这样的粪便，大致是以下几种原因造成的。

1. 蔬菜水果进食太少

蔬菜水果中含有丰富的膳食纤维和多种维生素，对于促进人体肠胃消化吸收及蠕动有着非常重要的作用。据统计，我国城市人口的每日人均纤维量摄入为 11 克左右，农村为 14 克左右，与国家营养学会推荐的每日膳食纤维摄入量 30 克左右相差甚远。人体缺乏膳食纤维，一方面肠胃蠕动减慢，另一方面，大便也很难成形。

2. 久坐不动

城市白领族常常久坐不动，长期不运动，人体肌肉收缩及扩张的能力

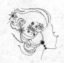

就会有所下降，同时腹腔压力不足也会使排便动力不足，肠道蠕动减慢，最终导致便秘。

3. 饮食过于精细

随着生活水平的逐渐提高，人们的饮食开始讲究高营养、高蛋白，甚至是高脂肪。口味过重、肥厚油腻的饮食习惯使得肠胃蠕动减慢。除此之外，有些人只吃蔬菜不吃主食，使得体内无法形成多余的食物残渣，从而刺激不到肠道，无法及时排出垃圾，垃圾在肠道内停留过久，毒素就会加倍。

4. 抑制便意

一些人因为生活习惯或是工作、生活中的其他事情，总是习惯性地抑制便意，拖延去厕所的时间，日积月累，很容易使得直肠中的粪便返回结肠中，水分重复吸收的同时，还有可能将毒素也循环吸收掉。一般来说，人体有两个大便反射时间，一个是人体刚刚起床后的"起立反射"，还有一个是饭后的"肠胃反射"，这两个时间段，人体往往会产生便意，因此，要好好"把握"这两个关键点，有便秘习惯的人，可以在这两个时间点培养自己的排便习惯和意识。

5. 饮水过少

人体每日正常的饮水量为1500～2000毫升，尤其是晨起的一杯水，对清理肠胃和促进排便意义很大。如果平时饮水过少，粪便就会过于干燥，不利于肠胃蠕动及排出。另外，晨起喝一杯淡盐水或是蜂蜜水，润肠通便的效果会更佳。

七款润肠通便的药膳

1. 牛乳蜂蜜芝麻饮

配料：牛乳250毫升，蜂蜜30克，芝麻20克。

做法：先将芝麻放入锅中干炒至香味溢出，然后研成细末备用。将牛乳和蜂蜜搅拌均匀，放入锅中煮沸，然后将备用的芝麻放入，再煮片刻即可。每日早起后空腹饮用。

保健功效：滋阴生液、润肠通便，尤其适合津液亏虚的老年人及产后阴血亏损、习惯性便秘之人服用。

2. 桑葚芝麻糕

配料：桑葚30克，黑芝麻60克，糯米粉600克，粳米粉250克，白糖25克。

做法：将黑芝麻、桑葚放入锅中，加水适量，开大火煮沸后转为小火，再继续煨20分钟左右，滤渣取汁备用。将粳米粉和糯米粉及白糖一同放入盆内，添入滤取的黑芝麻桑葚汁液及清水适量，揉成面团，做成糕点，最后在每块糕点上撒上适量黑芝麻，上笼蒸20分钟左右即可。

保健功效：补气益血，适用于血虚引起的便秘。

3. 当归首乌茶

配料：当归10克，生地、生首乌各15克，蜂蜜少许。

做法：将上述所有材料放入锅中，加水适量，煮沸后滤渣取汁，即可饮用，可代茶饮。

保健功效：补血益气，适用于血虚引起的大便燥结。

4. 黄芪建中汤

配料：黄芪20克，女贞子18克，桔梗10克，甘草、桂枝各5克，大枣、白芍、当归各15克，生姜3片。

做法：将上述所有材料放入锅中，加水适量，用小火煮沸。每日1剂，10剂为一个疗程，一般情况下要连续服用1~2个疗程。

保健功效：补气温阳、养血通便。

5. 通便四物汤

配料：生白术50克，肉苁蓉25克，生地黄20克，炒枳壳10克。

做法：将上述四种材料放入锅中，加水适量，用小火煮沸。每日1剂，早晚分开服用。一般情况下5剂为一个疗程，症状缓解之后再继续服用一个疗程，以巩固效果。

保健功效：此汤具有滋阴润燥、生津增液的功效。

6. 五仁粥

配料：芝麻、松子仁、桃仁（去皮、去尖、干炒）、甜杏仁、胡桃仁各13克，粳米250克。

做法：将上述五种材料磨碎，放入锅中，加水适量煮至米烂粥熟即可。每日早晚服用。

保健功效：滋肝补肾、润肠滋阴。适用于中老年人气血亏虚引起的习惯性便秘。

7. 桃花粥

配料：鲜桃花瓣5克（干桃花瓣3克），粳米150克。

做法：将粳米洗净后放入锅中，加水适量煮至七八分熟时，将桃花瓣放入，稍煮片刻即可食用。两日服一次。

保健功效：此款粥消肿利水，改善大便艰难症状。但是由于桃花性质偏寒凉，不适宜长期服用，通便即停，以免引起虚寒之证。

防治便秘的穴位

1. 肾俞穴

肾俞穴位于第二腰椎棘突旁边1.5寸的位置。两手保持叉腰姿势，拇指向前揉按同侧肋骨边缘，中指揉按肾俞穴，力度适中，每次进行约50下左右。

2. 足三里

足三里穴位于小腿前外侧，距胫骨前端一横指，外膝眼下3寸的位置。

人体保持坐姿，两膝关节放松并自然伸直，用拇指指腹以适中力度揉按此处。其余四指附于小腿后侧，每次揉按约50下左右。

3. 天枢穴

天枢穴位于肚脐旁边2寸的位置。人体站立，双手叉腰，将中指指腹放于同侧的天枢穴上，大拇指放在外侧，以适中力度进行揉按，每次50下左右。

4. 中脘穴

中脘穴位于腹中线上，肚脐上方4寸左右的位置。人体躺于床上，双腿放松并伸直，将右掌心放于左手背上，左手掌心贴于中脘穴，以适中力度揉按50下左右。

5. 关元穴

关元穴也位于腹正中线上，肚脐下方3寸左右的位置。人体躺于床上，用一只手的拇指指腹揉按关元穴，左右手轮流揉按，每次约50下。

除了上述提到的几个关键穴位之外，一些按摩方式和手法，也有助于便秘的预防和缓解。首先用左手从心窝位置一直到下腹部进行慢慢的揉搓，左右手轮流进行，约50下。其次，双手掌心沿着肋骨到后背的反向进行揉搓，然后再从背部向肋骨方向揉搓，每次约10下。再次，将双手重叠，以肚脐为中心，按顺时针方向旋转按摩100下。最后，将双手置于肚脐上方，作小圆圈状揉按，约20下左右。

通过按摩来预防和缓解便秘也是行之有效的方法，便秘患者最好每天坚持按摩1~3次，以改善肠胃蠕动状况，有效改善便秘。

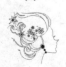

自制排毒饮料喝起来

在我们每天的生活中，接触辐射、呼吸不良空气、食用不太健康的食品以及要面对情绪上的压力，简直就是被毒素所包围。除了如出汗、哭泣、按摩等，饮食也是行之有效的身体排毒方法之一，尤其是自制排毒饮料，已成为现在人们健康养生的新风尚。

排毒饮品

1. 蓝莓葡萄汁

配料：葡萄 110 克，蓝莓 60 克，甘蓝 50 克，苹果 40 克，柠檬汁适量。

做法：苹果洗净，去皮，去核，葡萄洗净去籽备用。蓝莓和甘蓝洗净备用。将上述所有准备好的材料放入榨汁机榨汁，搅匀后即可饮用。

保健功效：这款饮品营养丰富、味道鲜美，具有软化血管、促进新陈代谢的作用，经常饮用，能加快体内毒素的排出。

2. 菠萝胡萝卜汁

配料：菠萝半个，胡萝卜 1 个，柠檬汁少许，蜂蜜适量。

做法：菠萝去皮、去心，置于盐水中浸泡约 15 分钟，捞出后用清水冲洗干净，切成大小适宜的块状备用。胡萝卜洗净后切成小块。将所有食材放入榨汁机中榨汁，搅拌均匀，添入少许柠檬和蜂蜜，即可饮用。

保健功效：菠萝和胡萝卜中含有丰富的有机酸和水溶性纤维素，对于

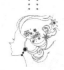

促进肠胃蠕动、加快宿便排出作用很大，所以，排毒瘦身的效果也不错。

3. 银耳琵琶饮

配料：新鲜琵琶 250 克，银耳 80 克，蜂蜜少许。

做法：将新鲜的琵琶去皮、去籽，切成片状备用。将银耳置于清水中浸泡至发，然后再用清水洗净，去除杂质，放入碗中并添少许清水，置于火上蒸至黏滑。锅中加水，将切好的琵琶和蒸过的银耳放入，煮沸，最后晾凉添入蜂蜜，搅拌均匀即可饮用。

保健功效：这款饮品富含粗纤维及矿物质、维生素，是减肥瘦身、通便排毒、润肤美颜的佳品。

4. 稀释醋

配料：食用醋适量。

做法：将食用醋中兑入少许清水，搅拌均匀，即可服用。

保健功效：食用醋对胃肠的刺激较大，经过清水稀释之后的醋，不仅有利于减肥，还能清除毒素，改善肠道蠕动。醋中含有多种氨基酸和解酶类及不饱和脂肪酸，对于保持肠道内的菌群平衡，降低血压具有很大的作用。

5. 薏米芡实水

配料：薏米、芡实适量。

做法：将薏米和芡实洗净，置于碗中，加水浸泡约 15 分钟。然后锅中加水，将泡好的薏米和芡实连同水一起倒入，开大火煮沸后转为小火煨 10 分钟左右，稍事冷却即可饮用。可以依据个人口感适量添加蜂蜜。

保健功效：薏米和芡实都是利水除湿的上品，具有燃脂瘦身、减少脂肪沉淀、排毒美体的作用。

6. 决明子茶

配料：决明子适量。

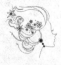

做法：将决明子放入杯中，加沸水 200 毫升，焖约 5 分钟，即可开盖

饮用。也可以将决明子放入锅中，加水煮沸，稍事冷却后饮用。

保健功效：决明子茶具有清肝明目、利水通便的作用，尤其适合于肠道蠕动功能较差、习惯性便秘及肥胖节食期的人饮用。

7. 生姜红茶

配料：生姜 3 片，红茶少许。

做法：将红茶和生姜片放入杯中，用 200 毫升沸水冲泡，加盖焖约 5 分钟，即可饮用。

保健功效：红茶是发酵类茶饮品，其中含有的多酚能够激活体内的免疫细胞，再搭配生姜的辛辣，杀菌效果倍增。泡一杯温热的生姜红茶，细心感受热力由内而外的释放，提高机体代谢能力的同时，还能提高肠道对有害菌的免疫能力。当然也可以根据个人口味适量添加些蜂蜜或黑糖，口感更好。

饮用排毒饮品时的几个注意事项

上述的排毒饮品多为果蔬汁，而果蔬汁在制作和饮用的过程中有一些细节是需要特别注意的。

1. 并非每个人都适合喝果蔬汁

果蔬汁中含有大量的钾离子，有的则含有不少碳水化合物，这些都是糖尿病患者和肾病患者需要避免的。肾病患者因为体内无法正常地排出多余的钾，所以经常饮用果蔬汁，可能会造成高血钾症。而糖尿病患者对糖分的代谢不佳，如果果蔬汁中含有大量的碳水化合物，无疑是雪上加霜，越喝越不健康。因此，我们在饮用果蔬汁时需要辨证对待。

2. 担心果蔬汁太凉伤身该如何做

在搅拌之前，最好将食材过滤一遍，品种要尽可能丰富。每种果蔬营养不同，性质寒凉也有差别，要注意寒热搭配，收发均匀，才能在保证营

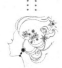

养的同时，还不会改变体质。另外，也可以在搅拌机中加入适量蔬菜或五谷、糙米等，可以有效缓解果蔬汁的寒凉之性。

3. 并非所有的果蔬都适合搅拌成果蔬汁

我们在打果蔬汁之前，最好将食材鉴别一下，有些果蔬中含有的维生素会破坏其他果蔬中的营养成分，最常见的有胡萝卜、南瓜、小黄瓜等，它们很容易破坏其他果蔬中的维生素 C，如果搭配错误，不仅起不到良好的保健功效，甚至还会产生反效果。不过，针对于这类易被酸和热破坏的维生素和酵素，可以在自制果蔬汁的过程中，适量添加些较酸的水果，如柠檬汁等，以防破坏其他果蔬中的维生素。

4. 打果蔬汁的最佳时间

我们打果蔬汁的时候，最好选用新鲜应季的果蔬。置于冰箱中的果蔬由于放置的时间较长，营养价值下降，对人体的益处也就相对减少了。自己栽种的或是有机的果蔬都是较为不错的选择，可以有效避免农药的污染。

5. 如何处理果蔬外皮

很多人在清洗果蔬的时候，就将外皮扔掉了。其实，果蔬外皮中也含有相当多的营养成分。如苹果外皮中富含纤维素，可以促进肠胃蠕动、调节人体排便功能。葡萄外皮则含有大量的多酚类物质，具有良好的抗氧化作用。但是这些营养的吸取都是建立在对果蔬良好清洁的基础上，否则，不仅吸收不到营养成分，还有可能喝到农药残留，甚至是虫卵。

6. 该如何饮用果蔬汁

首先，新鲜的果蔬汁最忌讳豪迈畅饮，否则，其中的糖分会迅速被血液吸收，从而使人体血糖升高。最佳的饮用方式为一口一口慢慢品尝，这样能促进人体吸收营养。其次，早上起床或早饭后两小时饮用最佳。当然了，果蔬汁虽然健康，但是仍然不能代替早餐，因为其中的碳水化合物含量并不多，并不能够维持人体一上午的营养供给。人体血液中的糖分不

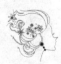

高，影响大脑思考的同时，还会使情绪起伏不定。饭后两小时饮用果蔬汁和饭后两小时吃水果的原理是一样的，这样做不仅可以避免干扰正餐的消化，也不会使果蔬的营养成分长期停留于胃中，降低营养价值。再次，尽量避免在夜间或睡前饮用，增加肾脏负担的同时，还会使身体出现浮肿。最后，很多人会选择在果蔬汁中添加少许糖来增加口感，其实这种做法并不科学。人体在消解糖分时，会增加 B 族维生素及钙质的耗损，不利于补充营养。除此之外，很多果蔬中的糖分是相当高的，像哈密瓜、凤梨等，如果在此基础上再添加糖分，一方面口感不佳，过于甜腻，另一方面，还会降低营养。如果是想增加口感，可以在果蔬汁中添加少许蜂蜜，能够促使人体对维生素 B_6 的吸收和利用。

7. 如何确保果蔬汁中的营养不流失

鲜榨的果蔬汁中含有丰富的维生素及微量元素，长期置于空气中，很容易因为光照或温度等原因，导致营养被破坏。因此，要想让果蔬汁发挥最大的保健养生作用，最好是现喝现榨，保证在 20 分钟内喝完，剩余部分则要冷藏保存。

8. 市场中的果蔬饮料有营养吗

市场上出售的果蔬饮品，其实都已经将纤维质过滤出来了，然后又添加了大量的糖。因此，这类果蔬汁基本没有营养，对人体健康也起不到多大的作用。如果想保健养生，最好还是自己动手，自制一些新鲜营养、美味健康的果蔬汁。

果蔬汁为什么能够排毒

利用果蔬汁排毒之所以深受人们欢迎，就在于鲜榨果蔬中含有大量的活性酶，这种酶可以有效分解宿便及清洁血液中的毒素。而市面上卖的果蔬汁中，这种活性酶几乎是不存在的，因此，利用果蔬汁来排毒非常注重新鲜。另外，有人会说，为什么一定要打成汁液，直接食用不是更好吗？这是因为我们人体每日所需的营养成分大约有3根胡萝卜、2根黄瓜、2棵西芹、3个大苹果的量，可是我们人体怎么可能每天吃下这么多食物，即使吃下了，对肠胃也是一个很大的考验。而搅拌成汁液，只需要1200～1500毫升就足够了，而且汁液也易于消化和吸收，不会给肠胃增加额外的负担。汁液进入人体后不需要胃酸过度消解，就可以直接被小肠吸收，进而到大肠内分解宿便，在这个过程中，不仅胃部得到了休息机会，身体组织也得到了良好的清洁。

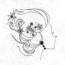

抗氧化物，身体健康的护身符

氧化是自然界中所有生物的大敌，钢铁生锈，风蚀水穿，细胞衰老直至死亡。比如，自然界中的植物怎么会枯死？苹果切开不久后为什么就会变颜色？铁锅水洗后不擦干为什么会有锈迹？肉食长期放置怎么会腐烂发臭？所有这些都是"氧化"在起作用。生物氧化引起自由基产生，自由基不仅能够侵害世界上所有的植物，甚至是自然界的动物系统，也不能幸免于难。人体也一样，当体内储存的抗氧化剂消耗殆尽时，自由基对细胞膜的过氧化伤害和侵蚀，可以说是毫无阻挡，长驱直入，并在这个过程中，释放出引起组织发炎的物质，从而轻而易举地攻破人体的免疫系统，诱发各种类型的癌症、白内障、心脑血管疾病、衰老、糖尿病、高脂血症等。人的衰老及病痛的过程，就是人的组织细胞被逐渐氧化和侵害的过程。也正是如此，人体才需要不断地补充各种抗氧化剂，来及时清除体内的自由基，保持健康与活力……

抗氧化物其实是一种化合物，也就是一类物质的总称。我们身体本身就可以制造抗氧化物，当然了，许多食物中也含有相当量的抗氧化物。抗氧化物进入人体后，作用于身体各组织器官，不仅可以维持其功能健康运作，还能使细胞活力提高。抗氧化物之所以有如此高的能力，是在于其可以有效阻挡自由基对我们身体内脏的侵害，从而保护我们的健康细胞及组织。而抗氧化物就是自由基的"天敌"，因为从某种程度上，它可以控制自由基，也就可以延缓生物的衰老进程，科学家称：抗氧化物在人类体内扮演的角色只能以"神奇"二字来形容。同时，很多的科学数据也显示，人体经常食用抗氧化物食物或是具有抗氧化作用的相关食品，能够更长寿、更健康。

抗氧化物质知多少

1. 蜂胶

蜂胶是富含营养的物质，其中不仅有大量的微量元素，更有硒、铬等能够减缓人体皮肤衰老的重要物质。我们知道，要想延缓皮肤衰老，也就是要延缓其中的氧化过程，而硒可以有效遏制细胞与氧气发生接触，虽然这种阻止时间很短，但是长期服用蜂胶，还是可以起到减缓氧化速度的作用。

蜂胶杭菊茶

配料：杭菊、蜂胶、蜂蜜各 10 克，沸水 500 毫升。

做法：将杭菊和蜂胶、蜂蜜一同放入杯中，用沸水冲泡，加盖焖约 5 分钟左右，开盖搅拌均匀，即可饮用。

保健功效：蜂胶含有多种维生素和氨基酸，经常饮用此款茶，可增强人体免疫力。

2. 灵芝

灵芝抗氧化的作用也是基于其中含有硒、胡萝卜素等营养成分。硒我们之前已经有过相关论述，至于胡萝卜素，则是我们人体所必需的一种营养成分，其主要的功能就是及时补充失去营养的细胞，延长细胞生命，使其变得充盈、有活力，进而延缓细胞的衰老进程。

罗汉果灵芝茶

配料：灵芝、罗汉果适量。

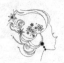

做法：将灵芝和罗汉果置于锅中，添水适量，中火煮沸，然后稍微焖2分钟，滤渣取汁，即可饮用（灵芝不要放太多，否则口感会苦涩）。

保健功效：此款茶能够提高人体免疫力、补气安神、抗衰老、生津止渴，经常服用可滋阴润燥、益寿延年。

3. 维生素 E

维生素 E 是人体细胞重要的保护者，一个细胞被氧化，首先是从细胞膜开始的，就好比一座宫殿，它的倒塌，一定是城墙先倒。也正是如此，要延缓细胞的衰老，一定要保护好细胞膜不被氧化。维生素 E 就是保护细胞膜的重要成分，它能够有效阻止氧气和细胞膜结合，从而发挥其抗氧化的作用。维生素 E 广泛存在于多种食物中，如植物油、菠菜、大蒜、杏仁、蛋黄、核桃、葵花籽等。

维生素 E 经典面膜

配料：天然维生素 E 软胶囊一颗，新鲜牛奶。

做法：将压缩面膜纸放入新鲜牛奶中浸泡，然后将天然维生素 E 胶囊打开，滴入牛奶中，大约 5 分钟后，将面膜纸取出，敷于面部，等到面膜纸半干时，取下，用温水洗净即可。

保健功效：美白抗皱，延缓肌肤氧化程度。

4. 番茄

番茄的抗氧化作用主要体现在其中含有的番茄红素上。番茄红素是一种植物色素，也是一种抗氧化剂，其抗氧化能力是维生素 C 的 20 倍，可以说是抗氧化物质中的超强斗士，能够有效抵抗细胞的过度氧化。在所有番茄种类中，小番茄的抗氧化能力最佳。经过实验证明，将番茄烹调加热后，虽然其中的维生素 C 含量会降低，但是番茄红素却成倍增长，因而烹调后的番茄抗氧化效果更佳。

番茄炒豆腐

配料：番茄 2 个，豆腐 300 克，猪肉 50 克。

做法：将番茄和豆腐洗净后，切成大小适宜的块状，猪肉切成小粒备用。锅中放食用油少许，油热之后，将猪肉放入，炒至变色后放入豆腐和番茄，蒸煮片刻后，即可出锅享用。

保健功效：此道菜的番茄含有丰富的胡萝卜素、维生素 C、维生素 E 等，豆腐则能宽中理气、生津润燥。经常食用这道菜能够抵抗衰老，延缓氧化进程。

5. 大蒜

大蒜被公认为是"抗癌之王"，其抗氧化的作用甚至要优于人参。因为大蒜中含有大量的硒元素，可以减少自由基对人体的伤害。另外，其中的大蒜素也具有抗辐射、抗氧化的功效，还可以抑制癌细胞活性，打乱其正常的代谢过程，并最终促使其消亡。大蒜液也能阻挡致癌物质对人体的侵害，激活细胞的抵抗能力，调节免疫功能，预防癌症发生。不过，大蒜益处虽不少，但是也不宜大量进食，尤其是肠胃不太健康的人群，除食用过多，嘴里会产生异味之外，还有可能引起反酸、恶心等不适感。不过，随着科技的发展，科学家们已经研制出大蒜胶囊、大蒜油等药物，有效避免了诸多困扰。

6. 天然虾青素

天然虾青素是迄今为止人类发现的最强的抗氧化剂，其作用远超于我们任何的人造抗氧化剂。虾青素是一种红色素，其内部结构类似于 β - 胡萝卜素，也属于类胡萝卜素中的一员。我们前面的番茄红素、胡萝卜素都是类胡萝卜素的中间产物，而虾青素则是最高级别的产物，其清除自由基的能力是维生素 E 的 1000 倍，是天然 β - 胡萝卜素的 10 倍。而且虾青素的抗氧化过程非常完整，它不像一般抗氧化剂那样，只是简单中和体内的自由基，它会附着于自由基体上，从而实现永久性的终止破坏以及各种连锁反应。天然虾青素一般多存于鲑鱼中，鲑鱼是三文鱼的一种，因含有大量的ω-3多元不饱和脂肪酸，所以有较强的抗氧化功效。

鲑鱼根菜粥

配料：鲑鱼肉一块，牛蒡、莲藕适量，大米、酒糟少许。

做法：将上述所有材料洗净后切好，放入锅中，加入适量清水，开大火煮沸，等到水分不多时，添入几滴酱油，即可关火，然后撒上芹菜碎粒，出锅享用。

保健功效：鲑鱼肉具有良好的抗氧化作用，同时再搭配牛蒡、莲藕等食物，能够增加膳食纤维含量，从而改善肠道环境，排毒解毒。

7. 苦荞

苦荞的抗氧化作用来源于其中含有的四种抗氧化剂——生物类黄酮、硒元素、维生素C、维生素E。生物类黄酮能够阻止油脂自动氧化，可抑治癌细胞的激活，防止自由基对器官细胞及组织的损害，达到防癌、抗肿瘤的功效。生物类黄酮在我们常见的谷物，如大米、小麦、玉米、燕麦等粮食中并不多见的。另外，苦荞中的硒元素含量更是居所有粮食之首。硒是人体微量元素中的"抗癌之王"，具有强烈的抗氧化作用，可有减缓角质老化、清除体内自由基、促进血液循环、排除体内毒素、改善人体胆固醇含量、增强人体免疫的功能。苦荞中的维生素C则可以保护其它抗氧化剂，如维生素A、维生素E、不饱和脂肪酸等，防止自由基对人体的伤害。苦荞中含有的维生素E，能有效防止脂肪化合物、维生素A、硒、含硫氨基酸和维生素C的氧化作用。

苦荞黄米粥

配料：苦荞米、大黄米、大米各适量。

做法：将苦荞米和大黄米、大米淘洗干净，大米置于清水中稍微浸泡。先将黄米放入锅中，加水适量，大火煮沸后，再放入大米，最后放苦荞米，粥的颜色也随之会变为绿色。煮开后转为小火，熬煮半个小时即可关火享用。

保健功效：健脾益胃、生津止渴，有效抵抗氧化衰老。

8. 葡萄

葡萄籽中的花青配糖体，也是一种优良的抗氧化剂，其抗氧化能力是维生素 C 的 20 倍、维生素 E 的 50 倍。如果用葡萄酿成红酒，然后再经过发酵，其抗氧化能力还会倍增。因此，在食用葡萄的同时，再搭配些红酒，不仅能够养颜美容，还能有效抵抗衰老。其实，除了葡萄，绿茶也同样具有非常强的抗氧化作用，它能够去除油腻、清新口气、延缓衰老、益寿延年。

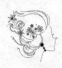

自由基如何损伤我们的身体

自由基，在化学中也被称为"游离基"，是含有一个不成对电子的电子碎片。在原子形成分子的早期，化学键中的电子必须是成对出现的，也正是这个原理，使得自由基要想形成一个相对稳定的物质，就一定要夺取其他物质的一个电子，这个过程，在化学中就叫"氧化"。自然界中的生物体系主要以氧气为主，在其氧化过程中，遭遇到的自然也就是氧自由基，包括超氧阴离子自由基、羟自由基、脂氧自由基、二氧化氮和一氧化氮自由基。我们人体内本身也存在一定量的自由基，这些自由基是人体在产生能量的自然过程中相应地制造出的，如过氧化氢、单线态氧和臭氧，一般将其通称为活性氧。我们人体内的活性氧及自由基是具有一定功能的，例如，免疫传导或是信号传递等过程。如果人体中存有过多的活性氧自由基，那么，它的破坏作用要大大高于它带来的功效，它会逐渐损坏人体的正常细胞和组织结构，从而引发多种疾病，诸如心脏病、老年痴呆症、帕金森病和恶性肿瘤。

当人年轻时，体内的自由基中和系统会阻挡任何自由基对我们人体的损伤，但是随着年龄增大，体内的自由基修补系统也随之老化，运作效率下降，那些无法被中和的自由基就会逐渐累积于体内，并且对身体组织及细胞进行攻击，造成伤害。

除了人体在产生能量的自然过程中会相应地制造出一些自由基以外，我们自然环境中的化学物质、粉尘、污染物、阳光的辐射也都有可能引发自由基产生。科学家称：不要低估了自由基对于人类健康的威胁性，从目

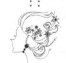

前已知的所有疾病中，都可以看到自由基的影子。大到癌症、心脏病，小到关节炎、身体疼痛等，自由基都是致病因子。事实上，在人体衰老的过程中，自由基才是"罪魁祸首"。

自由基源于何处

1. 运动过量

众所周知，运动对我们的身体健康是大有裨益的，不仅可以放松压力，还能伸展筋骨。但是我们也应该知道，过度运动不仅会造成关节损害，还会产生比平常更多的自由基。因为在运动过程中，我们的身体在进行大量的氧气交换，也会意外地产生些单电子氧自由基。研究表明，过量的运动会导致人体内的自由基数量明显增加，而中等强度的运动或适度运动，人体中的自由基数量只会略微增加。尤其是40岁以上的人，由于其自身内部的修补系统功能已经有所下降，所以自由基对机体造成的伤害可能会更大。美国老化医学学会建议，无论是男性还是女性，40岁是一个关键的年龄。人体在40岁以下时，体内的自由基修补系统尚佳，无需顾虑运动的自由基问题。而对于40岁以上的人来说，则要尽量避免太过激烈的运动，还要多服用抗氧化物，来中和体内的自由基，如维生素C、维生素E、β－胡萝卜素、虾青素等。

2. 精神压力过大

与体育运动相类似，一般的精神压力只会轻微增加自由基的数量，而在重压之下，人体内的自由基数量会明显上升，从而形成氧化压力。可以回想一下，在生活中每当我们压力过大时就很容易生病，这其实就是体内的自由基损害组织细胞的结果。调查显示，精神压力已经成为人体健康最大的威胁因素之一。

3. 空气污染

环境对我们人体的影响可谓是随时随地。实验研究证明，空气污染已经成为我们肺部氧化的主要原因之一。被污染的空气中包含有臭氧、二氧化氮、二氧化硫和多种碳氢化合物，这些物质都能促使体内的自由基在短时间内剧烈增加。

4. 食物与饮水不净

社会调查研究显示，我们的水源现在受到了超过 5 万种化学物质的污染，包括铅、铬等重金属以及多种化学物质，而我们一般的监测却只能测出 30 ~ 40 种。医学研究显示，所有这些化学物质在被人体吸收后都会增加身体的氧化压力。

5. 吸烟

吸烟所产生的烟雾，是我们身体最大的氧化压力。香烟中的多种有害物质，会增加肺部的氧化速度，从而引发哮喘、肺气肿、慢性支气管炎、肺癌和心血管疾病。

6. 紫外线照射

相关实验证明，太阳光线中的 UVA 和 UVB 以及紫外线等，均能增加皮肤表层的自由基而形成氧化压力，其中 UVB 射线对人体的伤害力是最大的。经验证，这些自由基可以破坏皮肤细胞中的 DNA，从而诱发皮肤癌。

7. 药物副作用

虽然药物能够治愈我们身体组织中的病痛，但是对身体而言，它是一种外来物质，代谢系统必须非常努力地做出消解。这无形之中增加了肝脏和整个身体的负荷，因而也就产生了更多的自由基，增加了身体的氧化压力。美国相关的调查研究显示，药物副作用已经成为人类死亡的第四大原因。

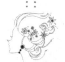

远离乳腺癌，赶走胸部过度氧化的元凶

乳腺癌是危害妇女健康的主要恶性肿瘤之一，也是女性中最为常见的癌症。据统计，全世界每年约有120万的女性患乳腺癌，约有50万妇女死于乳腺癌。在我国，乳腺癌的发病率也呈上升趋势，并逐渐年轻化。癌症专家称，乳腺癌的诱因十分复杂，发病人数高峰期出现于女性绝经期前后，即40~60岁。不过，只要女性朋友们保持健康的生活方式，注意饮食结构和营养均衡，就可以大大降低乳腺癌的发病率，而且，这比控制其他引发乳腺癌的因素更为简单和有效。

什么是乳腺癌

乳腺癌一般不具有非常典型的体征，因而常被人们忽视，一般可以通过体检或乳腺癌筛查发现。乳腺癌常见症状有乳房肿块、乳头溢液、腋窝淋巴结肿、泌乳障碍、乳头破碎或内陷，甚至还伴有剧痛、水肿、胸痛等症状。

1. 乳腺肿块

80%的乳腺癌患者基本以乳腺肿块为首诊。患者多是在无意中发现乳腺肿块，并且肿块多为单独发生，质地较硬，边缘呈现不规则状，表面凹凸不平。一般情况下的乳腺癌为无痛性肿块，只有极少数是伴有隐痛或阵阵刺痛的。

2. 乳头溢液

女性在非妊娠期，乳头流出血液、浓浆、乳汁、脓液等，有的患者是已经停止哺乳半年以上了，但是仍有乳汁流出，这些情况被称为乳头溢液。引起这种现象的原因有很多，常见的有导管内乳头状瘤、乳腺增生、乳腺导管扩张症和乳腺癌。如果是单侧单孔的血性溢液需要进行详细检查，若伴随有乳腺肿块的现象，则更应重视。

3. 皮肤改变

乳房中的肿瘤如果侵犯到连接乳腺皮肤和深层胸肌筋膜的韧带，会使表层皮肤失去弹性，同时还会牵拉相应部位的皮肤，从而出现"酒窝征"，也就是肿瘤附近的皮肤出现一个个小凹陷，像小酒窝一样。如果肿瘤细胞阻塞了淋巴管，表面皮肤则会出现很多小点状凹陷，就像我们平常看到的橘子皮，这种"橘皮样改变"，也同样是乳腺癌的表现之一。到了乳腺癌晚期，癌细胞会沿着淋巴管、腺管或纤维组织逐渐浸润到皮内并开始发育生长，从而在主癌灶周围的皮肤上形成流散分布的质硬结节，也就是所谓的"皮肤卫星结节"。以上就是乳腺肿瘤引起相关部位的皮肤改变。

4. 乳头、乳晕异常

如果肿瘤位于乳头附近或接近乳头的深部，很有可能会引起乳头回缩。即使肿瘤位于距离乳头较远的位置，而当乳腺内的大导管受到侵犯而短缩时，同样可引起乳头回缩或抬高。乳头湿疹样癌，则表现为乳头皮肤瘙痒、溃烂、结痂、脱屑，同时伴有灼痛感。

5. 腋窝淋巴结肿

1/3 以上的乳腺癌患者伴有腋窝淋巴结的转移。初期表现为同侧腋窝淋巴结肿大，且质地很硬、可推动。之后随着病情逐渐发展，淋巴结逐渐与周围皮肤和组织粘连和固定，实现融合。如果到了乳腺癌晚期，可在锁骨上和对侧腋窝摸到转移的淋巴结。

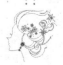

乳腺癌预防早知道

1. 乳腺癌与乳房大小没关系

专家表示，患乳腺癌的风险与乳房大小没有关系。即使是已经停止发育的平胸女性，如果体内激素分泌出现异常，同样也会出现各种乳腺问题。相反，很多乳房较小的女性，由于肿块难以触摸到，尤其是在病情初期，更容易被忽略而耽误治疗的最佳时间。临床医师表示，在近年来的乳腺癌患者中，平胸女性不在少数，即使是男性，也有可能罹患乳腺癌。

2. 晚婚晚育，风险更高

忙碌的生活，让很多白领女性选择晚婚晚育，甚至是不生育。他们认为女性在怀孕和生育的过程中，雌激素会发生改变，如果避免这一过程，是不是会降低风险呢？根据统计得出，没有生育过的女性比已生育的女性罹患乳腺癌的风险高30%左右。专家也表示，人体健康的乳腺，是需要雌激素和孕激素二者的协同配合来达到平衡。雌激素可能导致乳腺组织增生，而孕激素则具有抑制雌激素和保护乳房的功效，因此，女性只有在经过至少一次的分娩和哺乳之后，体内的雌激素和孕激素才会保持平衡。针对晚育的女性，专家也给出了解释，如果女性到了35岁之后再怀孕生育，由于月经经期已经重复了长时间，乳腺很有可能在此期间已经发生了微妙的病变，此时再怀孕，使得体内的激素在短时间内发生剧烈变化，也会增加乳腺癌的患病概率。

3. 女性哺乳是预防的关键

通常情况下来说，女性在分娩之后，乳房会分泌出乳汁，这是人体正常的生理现象。而现在很多的白领女性为了工作或是保持完美身材而放弃哺乳，部分女性甚至还采取多种方法抑制乳汁分泌。这种人为干预，抑制了机体的正常发展，极容易造成身体内分泌紊乱。而且女性分娩后不进行哺乳危害很大，不仅仅局限于乳房，像甲状腺、肝脏、子宫等部位也很容易出现问题。专家表示，女性生育后身体会产生泌乳素，这种激素需要及时通过哺乳得到释放，实现平衡。另外，母乳喂养时间的长短，与乳腺癌发病率的高低也有着密切的关系。哺乳时间过短，或只用一侧乳房哺乳，都有可能为乳腺癌埋下诱因。通常来讲，哺乳的最佳时间为一年。

4. 心情不佳需谨慎

从医学专业角度来分析，女性压力过大或是精神过于紧张时，身体很容易出现内分泌紊乱。一些过于内向、凡事闷在心里的女性，或是一些脾气过于急躁，容易愤怒的女性，比一般女性更容易罹患乳腺癌。因此，女性在生活中要尽量保持良好的心态。除此之外，有一部分女性患有乳腺增生，这种增生并不可怕，一般情况下，患者在绝经期前后基本会不药而愈，只有极少数的重症患者，才会转变为乳腺癌。所以，在乳腺增生初期，患者不要背负太多的思想负担，应保持心情愉悦，否则，只能是加快病情的恶化。

六种水果让你远离乳腺癌

1. 猕猴桃

猕猴桃被誉为"果中珍品"，其维生素 C 的含量是橘子的 10 倍左右，是苹果的 3 倍，是葡萄的 50 多倍。研究证明，猕猴桃中的某些物质能够阻止体内亚硝胺的形成，从而实现防癌和抗癌的功效。另外，柑橘类水果也有相当的防癌功效，如橘子、柚子、柠檬、金桔、橙子等，其防癌抗癌原理和猕猴桃类似，尤其适合于胃癌、乳腺癌、肺癌患者日常食用。

2. 山楂

山楂富含维生素 C，其最常见的功效有开胃消食、降压降脂以及活血化瘀、化滞消积。其实，除此之外，山楂还具有抑制癌细胞生长的功效，尤其适合于患有消化道疾病如胃癌或是患有女性生殖系统癌症及乳腺癌的患者食用。

3. 大枣

大枣富含 β-胡萝卜素与维生素 C、B 族维生素，具有健脾健胃的功效。大枣中含有的三萜类化合物，是一种有效的抗癌成分。在民间，人们经常食用大枣粥、黄芪煨大枣来保健养生，预防乳腺癌等多种疾病。

4. 芒果

芒果具有预防癌症的功效是由于其含有一种活性成分——丹宁。这种物质是一种多酚，略带苦味，主要运用于癌症的预防和抑制。葡萄籽和茶叶中也含有一定量的这种成分。科学家们通过研究发现，这种多酚能够打破细胞的分裂周期，从而起到预防和抑制癌细胞的作用。女性经常食用芒果，能有效预防乳腺癌。

5. 红苹果、葡萄

科学家们发现，"红色"果皮的水果和蔬菜具有较强的乳腺癌防治功效，因为这些水果中的某些植物成分，能有效遏制肿瘤细胞在体内的生长速度，同时还可以降低肿瘤细胞对人体激素的反应能力，从而起到防癌和抗癌的作用。紫色葡萄中也含有相当量的这种植物成分。

当然了，生活中具有预防乳腺癌作用的水果远不只这些，但是，仅靠吃水果也不能完全预防乳腺癌的发生，最好还是要配合规律的作息、科学的生育哺乳、保持乐观的情绪，多管齐下，才能远离乳腺癌。

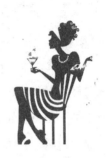

PART SEVEN 第七章

穴位按摩，做自己的健康专家

淡化惹眼的鱼尾纹

"鱼尾纹"，很是形象的比喻，但却很难让人联想到鱼尾的优雅，而更多时候它是衰老的印章，被深深地刻在了眼角，这也是女性身体上最先表现年龄的地方。消除鱼尾纹不容易，但如果缓解症状，也不是不可能的，只要通过科学合理的按摩，就能有效减少眼部鱼尾纹。

中医按摩改善鱼尾纹

细小的眼部皱纹，常常在无意之间暴露了你的年龄。中医强调，通过一些有效的按摩方式，可促进眼周的血液循环，加快排出血液中的垃圾，获得更多营养的同时，还能有效紧致肌肤，保持皮肤的弹性，从而大大缓解鱼尾纹。

按摩时，基本会涉及到三个穴位：攒竹穴、丝竹空穴、瞳子髎穴，揉按这三个穴位至酸麻，功效最明显。

1. **攒竹穴**

此穴位于人体面部，当眉头陷中，眶上切迹处。找穴位时，人体保持正坐或仰卧的姿势，眉毛内侧边缘的凹陷处就是此穴。攒，聚集也。竹，山林之竹也。人体膀胱经中的湿冷水汽通过此处吸热上行，水湿之气量小，犹如捆扎聚集的竹杆小头一般，因此，命名为攒竹穴。本穴的气血多是睛明穴传来的寒湿水气，经过本穴时，通过吸热胀散而变为阳热升华之气，气血犹如从黑暗来到光明中一般。眼保健操中也有一节就是揉按此

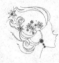

穴，可见其对于眼睛的保健效果意义非凡。眼睛充血、眼睛疲劳、迎风流泪、假性近视等眼部常见的不适症状，都可以通过揉按此穴得到有效缓解。

2. 丝竹空穴

位于眉梢凹陷处，丝竹，在古代是指管弦乐器，此穴意为气血的运行好像声音一般飘然而至。空，空虚也。本穴为三焦经的终点，由于本穴内的气血极为虚少，犹如空虚之状，而穴外的寒湿水气如同声音般飘然而至，故名丝竹空。揉按此穴位，能促进眼部血液循环，活化视神经细胞，对于常见的面部神经麻痹、面肌痉挛、眼膜炎等都有良好的改善作用，尤其对视力恢复及眼保健理疗功效显著。

3. 瞳子髎穴

瞳子髎穴位于人体面部，目外眦外侧约0.5寸的凹陷中。瞳子，是指眼珠中的黑色部分，是肾水的所主之地，此穴内的肾水多为寒湿水气。髎，孔隙也。穴外天部的寒湿水气在此聚集后遇冷降地，冷降的细小水滴就像从孔隙中散落一般，故名瞳子髎穴。本穴为胆经头面部的第一穴，在人体上焦主降，在下焦主升，其功能主要就是降浊去湿，促进眼部血液循环，从而改善眼角皱纹。生活中常见的目赤肿痛、迎风流泪、视力减退、视神经萎缩、怕光羞明、视物不清等不适症状，都可以通过揉按此穴得到缓解。

也可以将上述三个穴位结合起来一同揉按，尤其是在起床后和睡觉前坚持揉按，对于去除眼角的细纹有着相当明显的效果。具体按摩手法为：

第一，先将双手搓热，然后用手指揉按眼睛周围，并轻轻带动眼睛上的皮肤，旋转按摩几圈，适度放松。再依次按压攒竹穴、丝竹空穴、瞳子髎穴，沿着内眼角到外眼角的方向按摩，直至感到眼睛产生紧绷感。

第二，从下颚骨位置开始，用食指和中指揉按面部肌肤，并逐渐向上推，这个动作重复五次，然后将头部向后仰，伸出脖颈，用双手轻轻按摩，放松颈部肌肉。

第三，食指和中指微微分开，沿着鼻梁到耳朵的方向揉按，闭上眼睛，重复按摩眼周肌肤，能够有效改善鱼尾纹，也可以消除眼袋。

四大祛皱按摩手法

岁月的痕迹似乎在不经意间轻轻地留在了我们的脸颊上，面对这些恼人的细纹，爱美的女性们都希望自己能有一个万能橡皮，将这些褶皱统统擦掉。其实，抵抗衰老、去除皱纹的方式有很多，不一定要用"万能橡皮"。我们在平常生活中做好保养工作，同时掌握一定的按摩手法，同样可以淡化细纹，留住美丽。

1. 重塑面部轮廓

肌肤出现皱纹，与面部皮肤松弛有着密切的关系。一般情况下，一旦脸部肌肤开始松弛，那么，脸部的轮廓也会随之变化。我们在日常生活中，可以做一些小动作，来改善这种松弛的现象。沿着下巴尖到下颌骨再到太阳穴的方向，做深度大夹捏动作，同时手指往手心卷曲，以画圆的方式进行按摩。

2. 提升肌肤紧致度

面对脸部的松弛问题，除了经常涂抹紧致产品外，选用一些具有滋润功效的按摩产品再配上适当的按摩手法，也可以进一步帮助紧致肌肤，刺激血液循环，从而使护理的效果事半功倍。下面为大家介绍具体的步骤及方法。

第一步：紧致额头及眉间的肌肤。用大拇指与食指的指腹，沿着眉毛重复进行深度的大夹捏动作。指腹与抬头纹接触面最好呈90度，持续3分钟左右，再以无名指沾取适量眼霜，以画圆的方式轻揉地从眼角逐渐向外按摩。快结束时，用指尖轻拍眼睛下方的眼角部位，以促进眼霜吸收以及加快肌肤的血液循环。

第二步：紧致眼尾及两颊的肌肤。用大拇指与食指的指腹，在鱼尾纹处以轻柔的小夹捏动作进行按摩，期间，接触面需呈 90 度，然后以同样的手法对两颊进行深度的大夹捏动作，以刺激肌肤表层的血液循环。

第三步：紧致鼻唇部及下巴的肌肤。在鼻唇部及下巴周围涂抹适量的按摩霜，然后用大拇指与食指的指腹，沿着鼻唇间的法令纹进行小夹捏动作，轻柔按摩，同时将手指弯曲，以画圆的方式沿着下巴弧度至耳际部位缓慢轻柔地向上提拉，提拉至顶点后，双手不要离开肌肤，按反方向向下轻抚至颈部，循环往复，持续 5 分钟左右即可。

3. 放松抬头纹及蹙眉纹

用大拇指与食指的指腹，沿着眉毛重复进行深度的大夹捏动作，指腹与抬头纹的接触面最好呈 90 度。然后用无名指沾取适量眼霜，以画圆的方式从眼角向外轻柔按摩至完全吸收。

4. 平滑鱼尾纹及脸部两侧

方法一：用双手食指沿着鼻梁到面颊顶部再到眉梢的方向慢慢移动，反复进行。另外，还可以用手指尖轻轻敲打耳朵上方的鼻梁位置，以刺激眼部下方区域。

方法二：用大拇指与食指指腹，顺着鱼尾纹的位置，进行轻柔的小夹捏动作，接触面最好呈 90 度。而在脸颊两侧则需要进行深度的大夹捏动作，以促进脸颊肌肤的血液循环。

从难缠的妇科病中解脱出来

对于女性来说，一生总是避免不了要和妇科疾病打交道，这些疾病对女性身体的损伤是相当大的。所以，我们在日常生活中要多学习一些常用的按摩手法，并科学合理地加以运用，以减少妇科疾病的发生。

任脉

妇科病容易复发，难以痊愈，常常让女性闻之色变，其实，要想改善妇科病，除了在日常饮食中注意营养和调理之外，还可以通过按摩的方式加以缓解。同时，身体中的很多疾病，也会通过这些穴位表现出来。比如，有些女性的脸上长痤疮，这些痤疮长在不同的地方代表着身体内部不同脏腑及组织出现了问题。如果成年女性的嘴唇正下方常年长有痘痘或是痤疮，而且层出不穷，此起彼伏，始终无法痊愈，甚至还有色素沉着的现象，就要多加注意了。因为人体的下巴这个部位恰恰是任脉终末的部位。从字面意思上理解，任脉的"任"，其右边部分正是妊娠的"妊"的右边。古代医学家发现，大部分的女性在生育的过程中，上身正中线都有一条明显的色素沉着带，这也就是任脉的来源之意，如果女性不孕不育，通常从这个地方可以找到症结。

任脉起源于人体的女子胞，也就是女性生殖的根本部位。任脉向上延伸并终止的部位就在下颚。如果女性下颚光滑润泽，则说明生育能力较

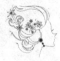

强，全身气血顺畅。相反，如果女性下颏处总是出现痘痘、痤疮等，则预示着生育功能欠佳，生殖能力下降或波动较大，同时还伴随月经不调、激素分泌紊乱等症状。当然，这只是一种预兆或反映，并不是绝对的，具体的情况还应该及时去医院咨询相关专家。中医讲求望闻问切，需要从多个角度察颜观色，才能确定病情，不能单单依靠一个现象来判断。比如，一个人有严重的黑眼圈，并不能代表此人的肝肾功能不良，晚上没睡好也有可能导致黑眼圈，另外，脾胃不适也有可能引起眼圈发黑。但是任脉对于女性健康的重要性仍不可忽视，日常要多注意任脉经穴的表面特征，有利于及时把握病情。

三阴交

三阴交位于人体足部的内侧，足内踝高点向上约四指宽的距离，胫骨内侧的位置。三阴交穴位属于足太阴脾经，通于肝、脾、肾三条阴经，为三条阴经交汇处。这三条阴经都和人体血液运行有着密切的关系：肾藏精、精化血、精血同源；肝藏血；脾主血、脾化生气血。而女人以气血为本，所以，在治疗及缓解女性妇科病的过程中，离不开气血的濡养和补益，当然也就离不开三阴交穴了。经常揉按三阴交穴，对于女性常见的多种妇科疾病都有不错的缓解功效，如果再配合关元穴，治疗效果更佳。

通常情况下，女性的衰老从35岁开始显露迹象，而不是进入更年期才开始衰老的。《黄帝内经》中提到：面始焦、发始堕，意思就是脸部开始出现暗黄的颜色，头发开始干枯脱落。所以身体往往在我们没有注意的时候，就已经开始了它的衰老进程。不过，适当揉按三阴交穴位，能够有效预防衰老和延缓更年期的到来。

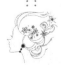

　　通常在月经过后的第一周，皮肤会显得较为松弛，精神状态不佳，此时，就可以适当按揉三阴交穴来滋养阴血，同时还可以搭配化生气血的足三里穴。这两个穴位，一个属于脾经，一个属于胃经，脾胃互相搭配，人体气血才能逐渐旺盛，从而使脸色逐渐变得红润有光泽，精力充沛。

　　在月经过后的第二周，人体内的阴阳逐渐变得和谐，同时也到排卵期，此时，女性的精力会变得旺盛且适于生育。专家表示，经后第二周的女性应该适当按揉三阴交穴和关元穴。关元穴的位置正是女性子宫的位置，即肚脐正下方四指宽的位置，这个部位的气血通畅旺盛，对于女性怀孕是非常有帮助的。

　　经后第三周，也就是又到了经前的一周，此时，体内的阴血作用不大了，饱满充足之后需要排泄出去，通常也是这个时候，女性的情绪开始出现波动，烦躁不安。此时，可以适当揉揉三阴交、合谷穴、血海穴以及太冲穴，或是喝一些疏肝理气的玫瑰花茶，调节心情，同时促进气血往外排出。月经期间，除非有痛经或其他不适，一般情况下不建议揉按穴位，否则会影响月经周期。

　　另外，孕妇最好也不要随意按揉三阴交穴。因为这个穴位主要是调理气血，改善阻滞不畅，也就是具有理气、活血、通经的作用，孕期按揉极易引起孕妇小产。当然，也不是说孕妇不能揉按任何穴位，如：内关穴对妊娠引起的呕吐具有很好的缓解作用。妊娠期间，如果胎位不正，可以适当按揉至阴穴，或是用灸的方法进行一定程度的热刺激，有助于胎位顺产。当然，这最好在医师的指导下进行，以免发生意外。但是，女性在孕期，无论按摩哪个穴位，都应当轻柔用力。

　　总之，女性在非月经期间，可以按照"阴血亏虚；阴生阳长；阴阳和谐，阴血排出"这个具有周期性质的规律来进行穴位保健。穴位找不准也没关系，用手掌轻揉大概的位置，也同样可以起到活血的作用。

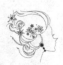

女人四十，五个穴位不可少

女人四十，身体脏腑功能开始下降，美丽容颜也在不经意间逐渐远离我们，此时，要想让青春多驻足片刻，需要我们的外部保养和体内调节双管齐下，而穴位按摩就是身体调节最主要的方式。身体上的这些穴位，犹如开启健康美丽的按钮，日常生活中经常"启动"它们，不仅可以保健养生，对于改善女性气血及肌肤也有相当不错的功效。

足三里穴

足三里可谓是女人保健养颜的第一大穴位。足三里属于胃经，而脾胃是后天之本，我们平常所吃的食物，甚至是喝的水，都需要脾胃的消解和运化，然后将食物中的营养传送到全身，供应人体活动的能量。从某种程度上来说，脾胃在我们身体内的作用，犹如食品加工厂，工厂罢工，或是系统运作不正常，导致食物供应不周，身体各脏腑和组织就会"忍饥挨饿"，反映于外就是容颜憔悴、面色无华。长此以往，人体的呼吸系统、心血管系统，甚至是泌尿系统等就会发生紊乱，妇科疾病、肌肤问题随之而来。因此，足三里穴位是治疗脾胃系统疾病的常用穴位，但凡由于脾胃功能失调而引起的健康问题，都可以通过揉按足三里穴来进行保健和治疗。人体就好比一个摩天大楼，脾胃就是人体这座"摩天大楼"的根基，只有根基稳固，大楼才能屹立不倒。因此，要想保持健康，一定不可忽视足三里这个保健大穴。那么，足三里穴位位于人体哪个部位呢？

找足三里穴位时，人体可以保持正坐姿势，膝部弯成直角，将手掌放在同侧的膝盖上，手掌虎口围住膝盖上缘，将除大拇指之外的其余四指全部朝下，然后用食指按住膝盖下的胫骨，中指指尖处就是足三里穴位了。另外，也可以取膝盖骨下四横指的位置。即使不太精确，但是经常揉按这一片区域，仍然可以起到保健养生的功效。此外，还可以用艾条灸足三里穴。艾条点燃之后，将点燃的一端对着足三里穴，固定于距离皮肤大概3厘米的位置，持续15分钟左右，直至感到该处皮肤温热或是皮肤泛红为度。经常艾灸足三里穴，对于保持女性身体健康、改善肌肤色斑等问题很有效果。

血海穴

女性以气血为本，要想肌肤润泽，面若桃花，养血补血是重要一环。至于养血的方式，除了日常生活中注重饮食的营养和调理，以保证血液的产量足够多，运送通道畅通无阻之外，还可以充分利用穴位进行保养气血，其中，血海穴就是个养血补血的关键穴位。血海，顾名思义，是人体气血的"海洋"，资源丰富，用之不竭。血海属于人体脾经，中医学中认为脾主血。血海穴也是血液的汇集之处，各种与血有关的疾病症状，都可以通过按揉血海穴位来进行调理和改善。那么，血海穴位于人体哪个部位呢？

血海穴位于人体的大腿内侧，髌底内侧端上2寸的位置。一般来说，我们大拇指的指节宽度为1寸，可以以此作为找穴的测量尺寸。取穴的时候仰躺于床上，用力伸直双腿，髌骨内上缘往上2寸的地方有一块隆起的肌肉，这块肌肉的中点就是血海穴。经常揉按血海穴，能够强身健体，改善气血，对于中年女性的保健效果相当不错。

太溪穴

我们通常说，女人是水做的，要想肌肤保持湿润光滑，自然离不开身体的"水"开关。而太溪穴就是女性身体里提供和运作水分的关键穴位。中医学认为，人体的五脏六腑中，肾属水，主藏精水，如果人体肾脏功能不足，也就是体内水分无法控制心火，就会导致其他脏腑的火气过剩，从

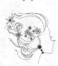

而出现诸如失眠、上火、便秘、皮肤干燥、口干、面色晦暗等一系列问题，养颜美容便也就无从谈起了。太溪是肾经的原穴，是储藏人体肾脏之气的"仓库"，如果身体肾气不足，直接从"仓库"中调拨就可以了，可见太溪穴是人体的"水阀"，尤其是对于女性养颜美容，作用更是举足轻重。另外，太溪同样也是补益人体元气的大穴，经常揉按太溪穴，可以使人体气血充足，精力充沛。

太溪穴的位置很好找，它位于足内侧，足内踝的后方，也就是跟腱与内踝尖之间的凹陷处。对这个穴位进行按摩或是艾灸都可以起到通达肾气，促使面色红润水嫩的功效。艾灸时要注意时间，一般在 15 分钟左右即可，不要进行长时间的灸治。

神门穴

神门，意为"精神的大门"，是人体养心安神的重要穴位。神门属于心经，中医学认为心主神明，心藏神。现代女性生活、工作压力大，经常会有一些神志方面的困扰，如失眠、健忘、心烦意乱等，日积月累，便会神疲乏力、容颜暗淡无光。其实，大部分与神志有关的不适症状，都可以通过揉按神门穴来加以缓解和治疗。

神门穴位很好找，它位于人体手腕上，手掌小鱼际上角有一个突起的圆骨，顺着后面上方的位置，能够摸到一条大筋，而这条大筋的外侧与手腕上小拇指那侧横纹的尺侧端的交点处就是神门穴。女性保持揉按神门穴的习惯，既可安心补神，又能养颜美容，一举多得。

命门穴

命门穴是人体督脉的要穴，也是人体长寿的关键穴位之一。命门穴，顾名思义，就是生命出入之地，也就是掌控生命的门户。这样听来，未免让人觉得有点儿玄乎。我们都知道，肾脏为人体先天之本，肾精是否充足，直接决定着人体的健康程度。其中，人体最重要的物质基础——精，就藏于肾脏之中，而命门穴具有强肾固本、温肾健体的功效，所以我们将其称为"生命之门"，名副其实。中医学中认为，命门蕴藏人体先天之气，内藏真火，又称"命门火"。如果命门火力不足，就无法推行体内水液的流动，肾水不上行，人体就会感觉腰膝酸软、浮肿、女性宫寒不孕等，也就是我们平常所说的肾阳虚，需要温肾补阳。相反，如果肾阴不足，阳气过旺，就会导致人体水不制火，火势过大，自然津液缺乏，女性会出现月经量剧减甚至是闭经，也就是通常说的肾阴虚，需要滋阴。

日常生活中揉按命门穴，可以调理督脉和膀胱经的经气，改善腰部血液循环状态，加快废物排出，促进经络及神经的修复。有些人一到冬天就四肢冰凉，这就是典型的"命门火衰"之症，此时，艾灸命门穴是最有效的方法。人体保持躺姿，点燃艾条，对准命门穴，艾条距离皮肤 2~3 厘米，每次艾灸半个小时以上，一个小时以内，以感到皮肤发烫或泛红即可。每周艾灸一次，效果明显。这种方法除了针对女性四肢冰凉之外，对于关节酸痛也有不错的治疗效果。另外，也可将手掌心搓热，揉按命门穴，效果也不错。生活中经常揉按命门穴，对于缓解腰部肌肉紧张、减轻腰部疼痛、改善腰椎间盘突出也有不错的疗效。保持艾灸命门穴的习惯，可以有效加强肾脏的气血循环，增强肾功能，延缓人体衰老，快速消除疲劳，恢复精力。

命门穴位于人体背后的正中线上，夹在两肾之间，后背第二腰椎之下与脐相对。所以，我们在找命门穴时，只要以肚脐为标准围绕腰部画一个圆圈，与后背正中线的交点，就是命门穴了。命门穴是人体生命力的中心，为元气贮存的地方，可以说是人体的先天之本。因此，经常揉按命门穴，对女性健康的意义非常重大。

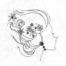

疏肝解郁，让心情愉悦起来

生活和工作中的压力，常常让我们的精神紧张，情绪低落，郁闷压抑。而人体长时间处于不良情绪中，不仅会影响我们正常的生活和工作节奏，还会危及我们的身心健康。从中医学角度看，情志不佳是人体肝气郁结的表现，同时，还伴有头晕目眩、唉声叹气，甚至是胸肋、乳房和腹部胀痛的症状。其实，情志不佳是可以通过按摩穴位来加以调节的。

期门穴

现代人熬夜几乎成了家常便饭，往往是深夜一两点钟才睡觉。但是晚上11点到凌晨2点期间，是人体肝脏排毒的时间，需要人体在睡眠中度过。如果人总熬夜，肝脏得不到良好的休息，久而久之就会出现四肢乏力、食欲不振等症状，这其实是肝脏发出的"危险信号"，这时可以适当按摩一下期门穴。期门穴为肝经的募穴，一旦肝脏不适，期门穴就会发挥作用，疏泄肝胆、调理肝脏，在临床上也多用这个穴位来缓解和治疗肝炎。

期门穴位置很好找，位于乳头正下方，第6肋间隙，人体前正中线旁开4寸的位置。也可以先找到位于脐上正中6寸的巨阙穴，找到巨阙穴后，顺着乳头垂直向下的方向，画一条直线，这条直线与巨阙穴的水平线相交的地方就是期门穴。

按摩期门穴一般是用揉按的方式，每次3分钟左右，以感到酸胀时为佳。在日常生活中保持按摩期门穴的习惯，可以有效调理肝脏，保护肝脏，而且没有其他副作用。另外，肝胆相表里，肝脏不佳的人通常还伴有腹胀、消化不良等症状，这时可以适当按摩一下章门穴。章门穴乃人体大穴，人体五脏的气血都要在此地汇聚。章门穴虽说是肝经上的穴位，但同时也是脾经的募穴。专家表示，募穴对于调节脏腑的功能具有很好的作用，而脾脏为中土，主运化，针对消化不良和腹胀问题，通过揉按章门穴，就可以得到有效的缓解，除此之外，这个穴位同期门穴一样，具有养肝护肝的功效。

膻中穴和肩井穴

膻中穴和肩井穴是人体胸肩部的两个"气穴"。膻中穴位于人体的体前正中线，与两乳头连线的中点处，是心包经经气的聚集之地，又是任脉、足太阴、足少阴、手太阳、手少阳经的交会穴，具有理气活血、通络宽胸、止咳平喘的作用。现代医学的相关研究也证明，通过刺激膻中穴可以有效调节人体的神经功能，松弛平滑肌，改善冠状血管及消化道内腔的功效。生活中的常见的各类"气"病，如哮喘、胸闷、心悸、心烦、心绞痛等症，都通过按压膻中穴得以缓解。按摩时用大拇指指腹稍用力揉按此穴，每次持续揉压5秒后间隔3秒再继续。当人体生气时，要顺着向下的方向捋100下，可顺气宽中，尤其对岔气有着很好的缓解作用。

肩井穴位于大椎穴与肩峰连线的中点处，为肩部最高点，也就是乳头正上方与肩线交接处。找穴位时，人体可保持正坐或俯卧的姿势。肩井穴的主要功能为疏导水液，当人体水道淤堵时，组织及脏腑便得不到灌溉，从而导致血管神经不畅通，百病丛生。因此，我们在生活中可以用拳头适当敲打肩井穴，缓解颈肩疲劳，改善大脑血氧供血，缓解头痛、理气宽

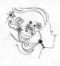

中。另外，经常按摩肩井穴对改善乳房胀痛、乳腺增生、乳腺炎等疾病也有非常重要的意义。

太冲穴

太冲穴是人体下肢的"撒气穴"，位于足部背面，第一、二跖骨结合位置之前的凹陷处。当情绪起伏较大或是状态不佳时，可以用拇指指腹按压该穴或是用牙签的圆头一端点按该穴 10 分钟左右，按压力度可稍微大些，以产生酸胀痛感为宜。太冲穴是肝经的原穴，也就是肝经的发源地和原动力，换句话说，与肝脏有关的疾病或是不适感，都可以通过按压太冲穴得到有效缓解。

中医认为，肝是"将军之官"，主怒。人体生气时往往走的是"肝经"路线。而太冲穴正好是肝经的原穴，从理论上来看，原穴往往能够调控此经络的总体气血。所以，人生气之时，按压肝经的原穴，也就是太冲穴，通常会显现出一些信号，比如有压痛感，或是温度、色泽等方面发生变化。从实践方面来看，人在生气或发怒时，通过对太冲穴的针灸以及按摩等方式，也能够有效疏解病人情绪。而从个人保健的角度来说，揉按太冲穴的方法也是极为讲究的。如果按压此穴时产生压痛感，那说明存在一定的问题。如果没有痛感也可以适当多按揉一会儿，因为人体有时会由于麻木或是气血不通等情况，暂时失去痛感。按压穴位时，用力适度，感到微痛即可，过程讲究循序渐进。还可以揉按太冲穴附近的位置，因为有时候肝经会在其他部位产生结节或是瘀阻，也有可能使此穴的痛感丧失，常见的有蠡沟穴。每个穴位揉按 5 分钟左右即可，不可时间过长，不可用力过大，否则会形成皮下瘀血。按摩结束之后喝少量的水，以助代谢。保持揉按太冲穴的习惯，对脾气急躁之人或是忧郁易伤感之人都有良好的保健作用，另外，对高血压患者，或是有头痛、乳房胀痛、月经不调等不适感的

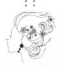

人群，也具有相当的养生治疗功效。如果在揉按太冲穴的时候配合按摩足三里，不仅可以舒肝理气，还能够有效改善便秘、腹泻等肠胃系统的疾病。

风池穴

风池穴是人体头部的"气穴"，位于颈项部枕骨之下，胸锁乳突肌与斜方肌上端之间的凹陷处。取穴时将双手掌心贴住耳朵，十指自然张开抱头，拇指向上推，脖子与发际的交接线各有一凹处即是。揉按风池穴的时候宜揉捏，向深层用力，左右对捏，持续约 5 分钟。也可以将风池穴位置的头发洗干净，然后针对这个穴位进行敲打，每天敲打 2~3 分钟即可。揉按这个穴位可以明目醒脑、理气疏通、舒缓疲劳、改善颈椎僵硬、缓解肩膀酸痛，对于生活中常见的头痛、失眠、眩晕、落枕等不适感，甚至是中风、口眼歪斜等急性症状，也都有不错的效果。

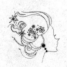

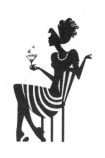

细节决定品质，健康的生活习惯早养成

妇科检查，你按时做了吗

妇科检查对于女性健康是非常重要的，主要检查阴道、子宫颈、子宫、输卵管以及卵巢、盆腔等部位的情况，通过这些检查，可以确定我们的身体是否健康，以及对于一些疾病做出早期的诊断、预防或是治疗。

妇科检查的意义

虽然我们知道每年都应该做一次妇科检查，但是很多女性，尤其是成年女性，并未对此给予足够的重视。据统计，只有49.69%的女性每年做妇科检查，而50.31%的女性是间隔一年以上才做一次妇科检查。其中超过一半的女性对妇科检查存在着不同程度的心理障碍，根据统计发现，39.54%的女性对妇科检查稍有恐惧，4.97%的女性则感到非常畏惧。

女性的内生殖器官包括卵巢、输卵管、子宫和阴道，很多的妇科疾病也都发生于此。近些年来，人们的物质生活水平有了很大提高，生活方式也有了不小改变，然而，妇科疾病并没有逐渐减少，反而出现了年轻化的趋势，以乳腺癌为例以前，多为50岁以上的女性出现乳腺癌，而现在，35岁左右的年轻女性罹患乳腺癌的也并不少见。在已婚女性中，50%~60%的人患有不同程度的阴道炎和宫颈炎，期间如果治疗不及时或是治疗不当，会埋下很大的健康隐患。专家称，宫颈癌从早期的炎症发展到恶性的癌变需要6~8年的时间，而这段时间是相当关键的，如果用现代医学手段将早期癌变检查出来，并及时治疗，治愈率几乎是

100％。像子宫颈癌、卵巢癌、乳腺癌，还有子宫肌瘤等妇科常见病，都是可以通过每年的妇科检查发现的。因此，妇科检查对女性来说，是一道必不可少的"护身符"。

妇科检查的项目

1. 妇科常规检查

医生通过肉眼了解患者的外阴、阴道、宫颈等部位是否有病变，还有关于子宫的大小、形态、位置以及对输卵管、卵巢检查。

2. 白带常规检查

是指霉菌、滴虫、阴道清洁度及细菌性阴道病检查。

3. 宫颈刮片检查

宫颈刮片是目前筛查子宫颈癌运用最为广泛，也最简便有效的诊断方法。TCT 液基细胞检查则是比宫颈刮片防癌普查更为精确的方法。TCT 液基细胞检查对宫颈癌细胞检出率为 100％，同时还能发现一些癌前病变或是微生物感染等迹象。

4. 乳腺检查

是指利用红外线进行扫描，以发现一些肉眼看不到的乳腺病变，便捷、高效、无痛。

5. 月经是否正常

女性长期月经不调，很有可能导致不孕，需要调理和改善。如果月经量过少，则怀孕后可能会流产，同样需要调理。

6. 阴道检查

主要是针对子宫内膜疾病、宫颈疾病、子宫肌瘤、卵巢肿瘤以及怀孕早期胚胎发育情况的检查。

妇科检查的最佳时间

年满 20 岁的女性，需要每年进行一次妇科检查。每年的妇科检查，女性应该合理安排时间，计算好自己的月经周期，一般最适宜时间是当月月经结束之后的 3~7 天，这个时间段做宫颈刮片检查效果最佳，因为此时是宫颈张得最开的时候，错过这个时间段，情况就会改变，而且伴随体内激素的变化，乳房也会出现一些轻微肿块和触痛。

有些女性无法精确地计划时间，那么，只需要错开月经期间，并保证月经已经结束 5~6 天即可，这样做是为了避免阴道中的分泌物影响检查效果。

身体"征兆"说明需要进行妇科检查了

1. 长期过度紧张

通常情况下，女性在月经之前会出现经前综合征，如情绪低落、精神过度紧张等，这主要是由内分泌失调引起的神经系统功能紊乱导致的。这种情况一般可以通过自我调节得以缓解，或是某段时间过后就会自愈。但是如果精神长期处于紧张状态，并伴随有较为严重的生理反应，就需要进行妇科内分泌检查了，并在医生的指导下进行有效治疗。

2. 过度疼痛

痛经和性交痛，是女性一生中经常会面临到的问题，尤其是痛经。一般来说，痛经会使女性腹部感到坠胀不适，但还属于可以忍受的范围。如果身体长期出现令人难以忍受的痛经，吃止疼片也只能是缓一时之痛，那么，最好去医院做一下妇科内分泌检查，看是否患有子宫内膜异位症。

3. 经量过多

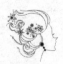

女性月经量长期过多，也需要引起注意。当然，这种现象可以由多种

原因引起，但是，子宫肌瘤是非常重要的因素之一。子宫肌瘤与人体内的雌激素水平有着密切的关系。另外，黄体功能不良也有可能导致月经量过多。

4. 阴道瘙痒反复发作

女性如果长期出现不明原因的、反复发作的阴道瘙痒，就需要考虑是否为内分泌失调的原因，最好到医院进行妇科内分泌检查，不要盲目使用药物，否则不仅不能缓解症状，反而会导致组织细胞出现耐药性，从而引发慢性疾病。

5. 白带异常

如果女性出现白带异常，同时伴有瘙痒、尿急、尿频等情况时，疑为内科炎症，需要到医院进行妇科内诊、白带常规及尿常规、阴道 BV 检测等。

6. 乳腺出现不适

如果女性乳房部位及其周围出现了肿胀或是块状物体，乳腺感觉不适，需要及时到医院进行相关检查。

7. 性生活出血

如果女性性生活出血症状较为明显，则疑为宫颈疾病，需要到医院进行妇科内诊、白带常规、电子数码阴道镜及阴道 BV 检测。

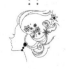

护肤品，不买贵的只选对的

调查统计发现，大部分女性在选购护肤品时，首先考量的是护肤品的品牌及价格，其实这个观点是非常不科学的，因为每个人肤质不相同，只有适合自己肤质的产品才是最好的，而非一味地选择贵的产品。

药妆不可盲目使用

现在药妆风潮很盛，很多女性消费者不了解自己的皮肤特点，也不了解药妆的使用禁忌，盲目追风，反而使自己的皮肤受到更大的伤害。

专家表示，药妆其实是一种介于药品和化妆品之间的"中间产品"，也就是说，它是按照制药标准来生产的化妆品，其特点为针对性强，尤其是暗疮、色斑等问题皮肤。科学使用药妆，不仅可以美白肌肤，还能改善局部肌肤的血液循环。但是，并非人人都适合使用药妆。药妆使用不当，也有可能给肌肤造成无法挽回的损伤。所以，女性最好不要随意使用药妆，如果要用，最好先要了解清楚药妆的特点及使用误区。

1. 敏感性低的草本精华不会造成过敏反应

目前有很多化妆品宣称低敏感性，通常来说，要证明某一产品具有低敏感性，事先需要经过反复的贴肤试验，实际上，大部分的化妆品公司并没有这样做。因此，宣称低敏感性的草本药妆产品同样有引起皮肤过敏的风险。

2. 草本精华药妆产品不含防腐剂

目前市面上所售的药妆产品基本都含有防腐剂，当然了，除了类似凡士林一样的乳霜，才有可能没有防腐剂。因此，女性消费者不要盲目相信那些不含防腐剂的广告宣传。

3. 草本药妆产品能够快速改善肌肤状态，增加紧实度

肌肤的紧实度一般是指面部肌肉收缩造成的皮肤张力，而大部分的药妆品是无法真正深入肌肉层去促进肌肉收缩的，因此，这种说法并不科学。一般的药妆产品最多能够改善皮肤平滑度以及光泽度和质感。

挑选护肤品的误区

似乎是全球化的大趋势——越来越多的女性相信天然成分的护肤魔力，他们会选择纯天然成分的护肤产品，热衷于使用新鲜蔬果护肤。在这股"自然主义"风靡世界的时候，还是有一些误区需要我们及时认清的。护肤专家表示，天然的成分未必安全，安全的成分也可以很"人工"。

1. 安全性，护肤品的"根"

大部分女性在挑选护肤品的时候会更多看重产品价格、成份，甚至是品牌、概念等方面，但是大家都忽视了护肤品最本质的属性——安全性。安全性是任何护肤品立足于市场的根本，在此基础之上，才能谈得上产品功效以及产品文化。女性朋友在挑选护肤品时，无论是倡导天然成分的还是以高科技合成的，都不要忘了关注产品是否经过专业实验室的证明，能得到国家权威机构对产品安全性的检测与评价，这无疑是产品安全性最好的证明。

2. 功效，无关天然与合成

很多女性认为天然护肤品就是最安全的。护肤专家表示，无论是标榜天然，还是倡导纯植物，亦或是人工合成的护肤品，事实上，它们的优势各有侧重，各有不同。作为天然护肤品，最起码要符合以下几个条件：

首先，原材料源于天然物质，例如从植物或海洋生物中提取的，同时还具有非常高的纯度及稳定性。

其次，产品不含有任何人工合成的防腐剂、杀菌剂、香精香料或色素等会引起刺激的化学成分。

专家表示，即使是最天然成分的护肤品，其安全性只能是相对而言的。且不说大自然中很多植物含有最天然的毒性，即使是一些"明星"草本植物，由于提取精华的手段不同，或煎煮、或榨取、或研磨，最后所得到的成品也会或多或少地含有一些杂质甚至是某些含有副作用的物质。以上是从加工产品的工艺角度来看，我们再从天然物质的成分来看，比如，常见的薄荷、迷迭香等草本植物，它们天生具有一定的刺激性，而像柠檬、薰衣草等会引起不同程度的光敏感反应，从而损害皮肤健康。最后，从使用量上看，由于我们并不能够对天然成分中各种物质种类及含量都了解清楚，因而，在使用时也无法把握"安全程度"，使用过量或是量不足都有可能影响皮肤护理的效果。可以这么说，天然护肤品可能在环保、温和等方面有一定的优势，但是在快速、稳定性和方便性等方面却并非最佳。

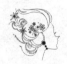

你应该拥有的天然护肤品

1. 美白面膜粉

配料：薏苡仁、杏仁、茯苓适量。

做法：将三味药材压碎碾成粉末状，搅拌均匀，用时取出一部分，添水适量，和匀即可。

保健功效：具有改善肌肤的功效，使皮肤看起来细腻、光滑、嫩白。其中薏苡仁具有健脾除湿、止泻排脓的作用，能够消除色斑，亮白肌肤，对于粗糙的皮肤效果尤其明显；杏仁则具有祛痰止咳、润肠通便的作用，能够改善皮肤微循环，促进皮肤红润有光泽；茯苓能够健脾宁心，对于去除面部色斑，使肌肤看起来美白透亮、润泽光滑效果不错。

2. 祛痘面膜粉

配料：绿茶、绿豆、薏苡仁适量。

做法：将上述三种物质压碎并碾成粉末状，搅拌均匀。敷面膜时添水适量，和匀即可。

保健功效：此款面膜具有良好的杀菌止痒的作用，对于面部痘痘、粉刺较多之人尤其适合。绿茶中含有大量的单宁酸，能够收缩肌肤毛孔，有效抵抗紫外线的辐射，美白除皱，是一种不可多得的美容养生佳品。薏苡仁则能够分解酵素，从而软化皮肤角质，使肌肤看起来光滑滋润，减少皱纹产生；绿豆则具有清热解毒和抗菌抑菌的功效，有效改善过敏状态。以上三种材料都可以内服外用，功效良好，可以长期使用。

3. 祛斑美白面膜粉

配料：白芍、白芷、白茯苓、白菊花、白及、白僵蚕、白鲜皮、丹参、牡丹皮各等量。

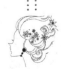

做法：将上述所有材料研成粉末，装入瓶中，干燥保存。每次敷面时，从瓶中取出 30 克，再添入珍珠粉 10 克左右，加适量蜂蜜和白醋，搅拌均匀，调成糊状，涂于面部斑点处，敷半个小时左右，再用清水洗去即可。每日一贴，半个月为一个疗程。

保健功效：此方中的菊花具有清热解毒的作用；白芷、白茯苓、白鲜皮可以抗炎除湿、增加机体免疫力；白及、白僵蚕、白芍、牡丹皮则有凉血活血、祛瘀的作用；丹参能够促进组织修复及再生。去瘀新生，毒热消解了，机体免疫力增强，斑也就无形可依了。此方中多为美白之药，以白养白。有些爱美女性即使脸上无斑，也可用于日常保养，每周一次，美白养颜，有效预防黄褐斑。不过，用此面膜期间，应当尽量避免日晒或紫外线照射，保持精神舒畅。

另外，需要大家注意的是，油性肌肤最好用蛋清来调面膜，感觉更清爽；干性肌肤最好用蜂蜜或牛奶调面膜，滋润效果更强；而用红酒调美白面膜粉，嫩肤和美白祛斑的效果会更好。

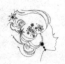

远离让你更易衰老的食物

生活中的食物有千千万万，新鲜健康的食物给你营养，保持肌肤年轻亮白，不健康的食物就像一颗定时炸弹，不仅刺激人体脏腑，还会使人气血亏虚，内分泌失调，暗疮及油腻等肌肤问题也随之而来，让女性逐渐丧失青春美丽。

油炸食物

油炸食物的酥脆与可口常常让人们欲罢不能，然而闻起来香气诱人的油炸食品，进入人体后，会产生很大的负面影响。油炸食物中含有的大量油脂和氧化物，不仅使人形体发生改变，肥胖臃肿，还会加速皮肤老化，加快衰老进程，因此，不论是什么年龄的女性，都应该尽量避免。如果难挡美食诱惑，可以在吃油炸食品之前，先食用一些富含维生素的食物，如南瓜、西红柿、菠菜、胡萝卜、全麦面包、糙米等。

深色食物

深色的食物对于想要美白肌肤的女性也不太合适。深色食物，诸如黑豆、黑米、黑芝麻等，入肾，有利于保持肾脏健康，但是深色食物不利于人体黑色素导出。除黑豆、黑米、黑芝麻之外，深色食物还包括赤豆、紫米、青豆、红菱、核桃等谷物，乌骨鸡、牛羊肉、猪肝以及深色肉质的鱼类、海参等肉食，胡萝卜、菠菜、紫萝卜头、紫色包心菜、香菇、黑木耳等蔬菜，浓茶、可乐、咖啡、朱古力等饮品。而浅色系食物诸如牛奶、鸡蛋、豆腐、鱼类等，促进黑色素排出的同时，也可以减轻内脏负担。

碱性食物与酸性食物的不均衡

平衡与和谐是自然界中万事万物存在的最好状态，人体对于食物的摄取也是如此，讲求平衡与和谐。

人体正常的体液是呈弱碱性的，如果饮食中摄入较多的酸性物质，较少的碱性食物，这种摄取的不均衡就会导致血液逐渐倾向酸性，从而给脏腑及身体各组织带来不适，促进皮肤色素斑的形成。日常生活中，可多食用一些新鲜果蔬，这些食物的属性和人体体液的性质颇为相近，经常食用可以保持体液的弱碱性。同时，控制肉类、酒、糖类等强酸性食物的摄入量，防止色素沉着，淡化色斑。

强酸性食品有：牛肉、猪肉、鸡肉、奶酪、玉米、麦、面包、酒类、花生、核桃、糖、饼干、白糖、啤酒等。

弱酸性食品有：火腿、鸡蛋、龙虾、鱿鱼、荞麦、奶油、豌豆、巧克力、葱、空心粉、炸豆腐等。

强碱性食品有：茶、胡萝卜、白菜、菠菜、黄瓜、生菜、海带、柿子、柑橘类、西瓜、卷心菜、葡萄、草莓、板栗、咖啡、葡萄酒等。

弱碱性食品有：豆腐、大豆、茄子、番薯、马铃薯、香菇、蘑菇、南瓜、油菜、芹菜、洋葱、牛奶、苹果、梨、香蕉、莲藕、樱桃等。

另外，有些食物因为味道偏酸，常常被人们误认为是酸性食品，如山楂、番茄、食用醋等，这些都是典型的碱性食物，而且还具有很好的保健功效。

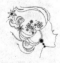

下面为大家介绍一些具有保健养生功效的碱性食品。

1. 苹果

"每天一苹果，医生远离我"，可见，苹果对于我们人体健康的重要性。一般情况下，水果是所有食物中最容易被肠胃消化和吸收的，当然也是最佳的体内清洁剂。而在所有水果中，苹果是最佳的碱性食物，它可以平衡人体内的酸碱度，改善酸性体质。如果日常生活中摄入过多酸性物质，吃苹果就可以迅速中和，从而增强人体抵抗力和免疫力。相关研究还表明：常吃苹果能帮助减肥。因为苹果会增加人体饱腹感，如果饭前吃一个苹果，能有效减少进食量，达到减肥的目的。

2. 蔬菜类

几乎所有的蔬菜，尤其是绿叶蔬菜都是碱性食物。它们含有多种维生素、矿物质以及大量的膳食纤维，在为身体补充养分的同时，还能改善肠胃消化功能，保持肠胃健康。所以，当我们进食大量酸性物质如肉类、淀粉类时，可以多吃些蔬菜，能够帮助食物及时消化和排泄。

富含酪氨酸和稀有元素的食物

研究证明，酪氨酸酶的活性与人体内的铜、铁、锌等微量元素的变化息息相关。如果人体经常食用富含酪氨酸的食物，人的皮肤就会变得黝黑。这类食物通常包括动物内脏中的肝、肾；甲壳类动物蛤蜊、蟹；水产品乌鱼子；豆类中的大豆、扁豆、青豆、赤豆等；硬壳果类花生、核桃、黑芝麻和葡萄干等。

感光蔬菜

感光类食物都容易使皮肤变黑，因为它们富含铜、铁、锌等金属元素，这些金属元素可直接或间接地增加与黑色素生成有关的酪氨、酪氨酸

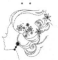

酶以及多巴胺醌等物质的数量与活性，吃多了这类食物会令肌肤更容易受到紫外线侵害而变黑或长斑，所以，要适量地摄取。

一般情况下，感光蔬菜都含有挥发性强的辛辣气味和特殊气味。如红薯、马铃薯、菠菜、韭菜、芹菜、香菜、白萝卜、豆类等，这类蔬菜会使得较易长斑的皮肤更容易长出色斑。感光类水果则包括柠檬、木瓜、青瓜还有柑橘类的水果。也就是说，大部分表面发亮的水果都属于感光水果。当然，也不是说，这类蔬果不能食用，关键是要选好食用时间。有些需要在晚上食用，有些水果进食后，应该避免日晒。尤其像柑橘这样的水果，如果放到晚上食用的话，可就是美白圣品了。

在天气炎热、阳光毒辣的夏季，应该尽可能多吃一些具有抑制色素沉着功效的果蔬，例如猕猴桃、草莓、西红柿、卷心菜、花菜等，它们对于保持肌肤的亮白水嫩，具有很好的作用。需要注意的是，当皮肤受伤或是肌肤表层被烫伤，正处于恢复期时，要尽量避免食用感光蔬果。

多种添加剂

人体内脏会通过代谢维持正常的生理运作，从食物进入人体，肠胃开始消解吸收营养，然后推至大小肠，排出体外。如果人体吃进去的食物中含有大量的添加剂，不仅会加大内脏的负担，还有可能形成黑色素沉淀，表现于面部就成为色斑、雀斑等。现代生活中的很多食物都含有多种添加剂，诸如鸡精、防腐剂、人造色素等，有些物质不容易被排出体外，长期堆积不利于内脏导出黑色素。所以，在饮食中要避忌那些添加剂较多的食品。

1. 糖果

糖果与人体唾液融合后，会产生一种"糖基化"反应，这种反应会伤害皮肤中的胶原蛋白，从而导致皮肤松弛。另外，专家也强调，人体进食

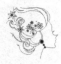

太多糖果会使口腔内的细菌大量滋生，从而破坏牙齿。牙医建议，人在进食甜食后，应该立刻用清水漱口。

2. 烤焦的肉

外焦里嫩的烤肉常常让人们食欲大增，但是，美味的同时也要兼顾营养与健康。烤焦的黑色部分，尽量不要吃，因为其中含有促炎性碳氢化合物，不仅会破坏皮肤的胶原蛋白，还容易引发人体炎症。

3. 咸食

大部分的咸味食物，口味都较重，存在钠盐量超标的情况。人食用过多，会导致高血压、水肿等不适症状。我们在日常烹调中，也要尽量少放盐，同时还要提防一些加工食品钠超标，最常见的就是罐头类。美国美容外科学会专家指出，罐头等加工食品为了延长保存期限，会增添不少钠及多种添加剂，以利于保鲜防腐，但这些物质对人体是有危害的。

4. 熟食

我们常见的诸如香肠、培根等熟食肉类，其中含有多种添加剂，甚至含有亚硝酸盐等防腐剂，经常食用不仅会加速皮肤老化，甚至还会引发炎症。美国皮肤病学会专家建议，吃熟食的时候最好搭配足够量的蔬菜。

内衣决定着一个女人的品味，穿戴良好有型的内衣，不仅可以塑造完美的身材曲线，还能使自己感觉舒适。

补水，女人永远的功课

　　给肌肤补水可以说是女人永远的功课。即使你是年轻女性，肌肤有时候也会变得很干燥，产生紧绷感，甚至还会有一些脱皮的状况，这种情况下，说明你的皮肤已经缺水严重了，需要及时补充。而对于熟龄肌肤来说，缺水的情况更容易发生，因此，我们需要时刻做好肌肤的补水工作。

自制补水面膜

　　1. 牛奶面膜

　　配料：牛奶，精油 1~2 滴，蜂蜜适量。

　　做法：将牛奶与精油、蜂蜜混合，搅拌均匀，敷于脸颊，眼周和唇部除外，敷约 15 分钟左右，至脸上的牛奶七八成干时，用清水将脸洗净即可。

　　保健功效：补水润肤，光滑肌肤。

　　2. 黄瓜面膜

　　配料：黄瓜、蜂蜜、珍珠粉各适量。

　　做法：黄瓜洗净后切片，洁面后将黄瓜片贴于脸上，持续 15 分钟左右取下，用清水冲洗干净即可。另外，也可以将黄瓜置于搅拌机中搅拌至浓稠的汁液状，倒入碗中，添入少量蜂蜜和少量珍珠粉，搅拌均匀，然后敷于脸颊上，持续 15 分钟左右洗净即可。

　　保健功效：补水保湿，美白养颜。

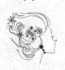

3. 猕猴桃面膜

配料：猕猴桃 1 个，海藻粉适量。

做法：将猕猴桃剥皮后，置于搅拌机中搅拌至泥状，取出倒入碗中，混合适量海藻粉，搅拌均匀，敷于面部，持续 15 分钟左右即可取下，用清水洗净脸颊。

保健功效：猕猴桃中含有大量的维生素和水分，不仅能有效补水，还能去除皮肤中的黯哑及色斑，使皮肤看起来白皙光滑，嫩白紧致。

4. 苦瓜面膜

配料：苦瓜 2 根。

做法：将苦瓜洗净后，置于清水中浸泡约 10 分钟，然后将苦瓜取出，切成片状，敷于脸上，空隙地方可以用苦瓜丝填充，约 15 分钟后取下，用清水洗净脸部即可。

保健功效：补水养颜，嫩白肌肤。

5. 橘子面膜

配料：橘子 3 个，海藻粉适量。

做法：将橘子去皮后，置于搅拌机中榨汁，取出后添入适量海藻粉，搅拌均匀至泥状，敷于面部，持续 15 分钟后，用清水洗净脸颊即可。

保健功效：橘子中含有丰富的维生素，不仅可以有效去除皮肤的角质，还能改善皮肤表层的血液循环，从而使面色红润有光泽。

6. 柠檬面膜

配料：柠檬、蜂蜜、蛋白各适量。

做法：将柠檬洗净后放在搅拌机里搅拌成浓汁状，取出倒入碗中，添入少量蜂蜜和蛋白，将三者混合并搅拌均匀至糊状，然后敷于脸上。大约 15 分钟后洗净即可。

保健功效：保湿锁水，嫩白肌肤。柠檬中含有大量维生素 C 和水分，所以敷面后面部会感觉到水嫩光滑，紧致有弹性，效果很明显。

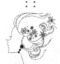

7. 酸奶面膜

配料：酸奶适量，香蕉1根。

做法：将酸奶和香蕉置于搅拌机中搅拌至泥状，取出后敷于面颊，15分钟左右洗净脸颊即可。如果不喜欢香蕉，可以换成苹果、猕猴桃、番茄等水分含量大的水果。

保健功效：酸奶面膜中的酸奶可以保持肌肤年轻，水果在补水的同时还能让皮肤更细嫩。

8. 芦荟面膜

配料：芦荟，面粉或是少量珍珠粉。

做法：将芦荟洗净后放入搅拌机中搅拌成浓汁，然后倒入碗中，添加少量面粉或是珍珠粉，搅拌均匀，使成糊状，然后取适量敷于脸颊上，也可以涂在面膜纸上再敷面，保持15分钟左右，取下面膜，用清水洗净即可。

保健功效：补水保湿，养颜美容。

9. 牛奶蛋黄面膜

配料：牛奶200毫升，鸡蛋1介，檀香精油1滴。

做法：将鸡蛋打碎后，取蛋黄，然后将牛奶、蛋黄、精油三者混合，搅拌均匀至起泡。将备好的液体敷于面部，持续15分钟左右即可。

保健功效：这种面膜尤其适合长期在空调环境下办公的干性肌肤的女性使用，可补水亮白、紧致肌肤。

10. 苹果面膜

配料：苹果1个，面粉适量。

做法：将苹果洗净后置于搅拌机中搅拌至糊状，取出后倒入碗中，添加适量面粉，搅拌均匀成泥状，敷在脸部，15分钟左右后，洗净脸即可。

保健功效：补水保湿，补充肌肤维生素。

11. 番茄面膜

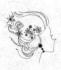

配料：番茄1个，柠檬1个，面粉适量。

做法：将番茄和柠檬洗净后，切成块状，置于搅拌机中搅拌至糊状，取出后倒入碗中，添加面粉适量，搅拌均匀成泥状，敷脸即可，持续 15 分钟左右，将面膜取下。

保健功效：番茄和柠檬都含有非常多的水分和维生素，可以帮助肌肤长时间的锁水，增强肌肤湿度。

需要提醒大家的是，在做上述面膜时最好避开眼部周围及唇部，另外，面膜敷的时间最好保持在 15 分钟左右，时间过短效果不好，时间过长，会使面膜吸收皮肤中水分，从而形成反效果。另外，在敷面膜的时候使用面膜纸会好一些，但是如果出现过敏现象要及时停止。

补水食谱

1. 什锦水果羹

配料：梨、苹果、香蕉、猕猴桃各 1 个，菠萝半个，草莓 4 个，水淀粉 20 克，白糖和蜂蜜适量，清水少许。

做法：将上述所有水果洗净后，切成大小适宜的丁状备用。锅中加水适量，然后将备用的水果丁放入，开大火煮沸后，转为小火熬制，直至水果烂熟，然后添入白糖，淋入适量水淀粉，期间要边淋边用勺推，稍煮即可出锅，装入汤盆内，淋少许蜂蜜食用。

保健功效：去斑养颜，清凉美白。

2. 橘子山楂粥

配料：粳米 50 克，橘子 1 个，山楂 15 克，白糖 5 克，冷水 750 毫升。

做法：将橘子去皮去核，撕去筋络，再逐瓣分开，切成小三角块。山楂洗净后切成两半，去核。将粳米洗净后置于冷水中浸泡约 1 小时，捞出后沥干水分。最后向锅内加入清水 750 毫升，放入备用的所有材料，开大火煮沸，然后转为小火熬成粥，出锅前加入少许白糖，搅拌均匀，即可

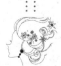

食用。

保健功效：补血养颜，消除色斑。

3. 山药枸杞粥

配料：粳米 50 克，鲜山药 25 克，枸杞、白糖各 8 克，蜂蜜 5 克，冷水 750 毫升。

做法：将粳米洗净，置于冷水中浸泡 1 小时，捞出沥干水分。新鲜山药洗净去皮，切成大小适宜的块状备用。枸杞置于温水中浸泡至开。锅中加水 750 毫升，放入备用的粳米、山药、枸杞，开大火煮沸后，转为小火熬至软烂，即可食用。如果为了改善口感，还可以加入适量白糖和蜂蜜，搅拌均匀，享用美味。

保健功效：补水理气，补益气血。

4. 枇杷红枣粥

配料：粳米 50 克，枇杷 3 枚，白糖 5 克，红枣 3 枚，冷水 500 毫升。

做法：枇杷洗净后去皮去核，红枣洗净后去核，粳米洗净，置于清水中浸泡约 1 小时，捞出后沥干水分。锅内加入清水 500 毫升，添入备用的粳米、红枣，开大火煮沸后加入枇杷，转为小火熬煮成粥，出锅前添入白糖，调味即可食用。

保健功效：润肺养颜，去斑健胃。

5. 西芹牛肉羹

配料：西芹 25 克，牛肉末 75 克，鸡蛋 1 个（取蛋清），水淀粉 15 克，高汤 400 克，料酒、盐、鸡精适量，葱、姜丝各少许。

做法：西芹洗净，切成大小适宜的块状。锅置于火上，倒入少许食用油，等油热之后放入葱和姜丝，煸炒至香味溢出，再放入牛肉末炒散，添入料酒，放入高汤、西芹粒以及精盐、鸡精，边炒边搅，然后将水淀粉倒入，搅匀，最后淋入打散的鸡蛋清，边淋边用勺推，烧开之后装入汤碗中即可。

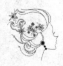

保健功效：健脾补虚，祛斑养颜。

6. 薏苡仁莲子粥

配料：薏苡仁 75 克，莲子 25 克，红枣 3 颗，冰糖 8 克，清水 500 毫升。

做法：将薏苡仁淘洗干净，置于冷水中浸泡 3 个小时左右，捞出后沥干水分。莲子去除莲心，洗净。红枣洗净去核。锅中加入 500 毫升清水，放入备用好的薏苡仁，开大火煮沸后，添入莲子、红枣，一起焖煮至熟透，出锅前加入冰糖，熬至米烂粥好，即可食用。

保健功效：美白保湿，对于雀斑、老年斑、蝴蝶斑有着良好的去除作用。

补水生活习惯

1. 早晚一杯水

早晚饮用一杯温开水，补水效果最佳。沸水经自然冷却至 25℃ 左右时，溶解在水中的气体会比煮沸前减少一半，水的内聚力增大，水分子之间的间隔趋于紧密，此时，与人体细胞内的水分子结构颇为相似，因此，有利于渗透到肌肤深层，及时补充皮肤所流失掉的水分。

2. 一个补水面膜

前面我们已经推荐了很多种补水面膜，大家可以挑选适合自己肌肤的面膜。有时候早上起来时间紧，可以简单做一个冷水面膜，只需要一张面膜纸和一瓶冷藏的矿泉水。早起洗脸后，将矿泉水倒入盆中，面膜纸置于其中，浸泡 10 分钟左右后，将面膜敷于脸颊上，持续 15 分钟后，取下即可，这样可以保持皮肤一整天的水润。

3. 全身沐浴和浴后护理

沐浴是一种古老而健康的全身补水护肤的美容手段。人体在洗浴时，

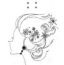

水温最好控制在37℃以下，时间不要超过20分钟。如果水温过高或是洗浴的时间过长，都容易导致皮肤表面的类脂物发生溶解，从而加快水分挥发和流失。洗浴后可以用植物精油进行全身的皮肤按摩，一方面可以改善神经的紧张状态，放松身心，促进血液循环，另一方面，还能将皮肤表面的水分密闭封藏，增强肌肤的保湿能力，让肌肤充满活力。

4. 保湿喷雾

使用保湿喷雾也是肌肤补水的方式之一，但是在挑选喷雾时，要特别重视喷头的质量，它的好坏直接影响到保湿的效果。如果喷射出的水分呈雾状，就非常有利于肌肤的吸收；如果喷射出的水为柱状，那效果就会差很多。在使用保湿喷雾的过程中，还需要注意，喷雾喷出的水分如果长时间留在肌肤表面，其形成的盐分结晶会吸走肌肤深层的水分，所以最好是让肌肤与喷雾亲密接触半分钟后，用柔软的面巾纸擦去残余的水分，这样保湿的功效才能发挥到最佳。

5. 保湿底妆

干燥的皮肤是化妆的大敌，因此，选择具有保湿滋润效果的底妆产品不仅可以保持妆容的效果，对于肌肤的深层锁水也是有相当的好处，可以给肌肤最佳的呵护。一些粉底中含有丰富的精细粉末，如硅酮，这种物质能有效帮助肌肤吸收空气中的水分，同时进行深层锁水，不流失，内外结合，其保湿的功效才能发挥到最大。其实，某知名保湿粉底曾作过自我评价"一罐粉底中有半罐都是保湿霜"，所以，如果最近手头不宽裕，或是还不想投资新的保湿粉底液，不如自己打造吧，将保湿乳霜调入普通粉底即可，简单方便，随用随调。

6. 挑选补水润肤型化妆水

化妆水对于皮肤的保湿功能同样不可小觑。我们可以多选择一些润肤型的化妆水，在使用前，用化妆棉蘸取适量化妆水轻拍于面部，使化妆水中的水分以及营养成分完全被肌肤吸收。

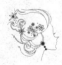

7. 选择适合肌肤的面霜

不论你是哪一类型的肌肤，在干燥环境下都很容易出现缺水的状况。不要以为泛着油光的肌肤，就不缺水了，或是感觉既不紧绷又无干皱，就代表肌肤处于饱水状态。通常来说，干性肌肤缺水症状最为明显，可以选用油脂较大的保湿产品，其锁水保湿的效果会好一些。油性肌肤则应该选用一些清爽、清透的水质保湿产品，补水的同时不至于增加肌肤的油脂度。

8. 选择有益的食物

日常饮食中，多食用一些对皮肤和身体都有益的食物，如富含维生素的新鲜果蔬、蛋白质丰富的谷物；多补充一些含骨胶原、粘多糖、卵磷脂的肉类，以增进肌肤营养，改善皮肤的储水能力。同时，还要少吃辛辣食品以及葱、蒜等刺激性食物，多享受自然风的吹拂，适时远离干燥的空调环境，保持充足的睡眠和愉悦的心情，这些都是保护肌肤的秘诀。如果体内津液缺乏严重时，可取生地、西洋参、枫斗、天麦冬、枸杞、白蜜、阿胶等，洗净后置于锅中，加水适量，开火熬至收膏，每日 2 次，每次约 20 毫升，可生津止渴，润肤保湿。

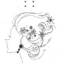

四十岁，哪些"保健品"应该有

四十岁是女性身体的一个临界点，四十岁以后，人的精力和体力就开始走下坡路了，最早表现出来的是肌肉开始慢慢地丧失力量和弹性，然后心肺的机能也逐渐降低，从而身体的基础代谢率也逐年减缓，人体对食物和能量的需求也就逐渐降低，人体为了维持体重所需要的卡路里数量也慢慢减少，人体肌肉中的脂肪比例呈上升趋势。根据研究统计，一个普通身材的女性，在 20 岁时，体内脂肪约占 26%，在 35 岁体内脂肪占 33%，而到了 50 岁时，体内脂肪则高达 42%。与此同时，女性到了这个阶段，骨骼生长已经停止，有些组织甚至开始消失，骨骼硬度也降低，免疫力开始减退，抵抗力下降。这也就是俗话说的 "40 岁以前人找病，40 岁以后病找人"。人的衰老过程无法阻挡，我们只有及早地加强身体锻炼，同时注意自己的饮食习惯，保持科学合理的生活作息，才能有效延缓衰老进程，提高生命质量。

下面就为大家介绍几种四十岁女性应该拥有的保健食品。

维生素 E

1. 金针乌鸡汤

配料：乌鸡 350 克，金针菜 50 克，葱、姜、料酒、精盐等调味品适量。

做法：将乌鸡洗净后切成大小适宜的块状，放入砂锅中，添水适量，加入金针菇以及葱、姜、料酒，开大火煮沸后，改用小火煨至鸡肉熟烂，最后加入适量食盐、味精调味，搅拌均匀即可。

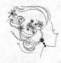

保健功效：此汤含有大量的维生素 E 和蛋白质，具有疏肝理气、健脾补肾的功效。

2. 银耳鸽蛋糊

配料：银耳 3 克，鸽蛋 6 个，核桃仁 7 克，荸荠粉 30 克，白糖 75 克。

做法：将银耳洗净后，置于碗中，加水适量，上蒸笼蒸约 1 小时，取出备用。鸽蛋剥皮后置于锅中，添入适量清水，煮成嫩鸽蛋，然后置于冷水中备用。另取一个碗，放入荸荠粉，加清水 30 克，搅拌均匀至粉浆状备用。核桃仁用温水浸泡 30 分钟后剥皮，沥干水分，放入油锅中炸酥，切成米粒状备用。将锅洗净，加水 600 毫升，放入蒸煮银耳的汁液，倒入备好的荸荠粉浆、核桃仁粒，添入白糖，稍事蒸煮后，搅匀即成。

保健功效：此款粥滑润爽口，富含维生素 E 以及蛋白质和氨基酸，能够平补肺肾，利湿化浊。

3. 牛奶枣粥

配料：大米 50 克，牛奶 200 克，红枣 10 克，红糖 10 克。

做法：将大米淘洗干净，红枣洗净后去核。锅置于火上，加水 1000 毫升，开大火煮沸后，添入大米，再次烧开之后，转为小火煨约 20 分钟，直到米烂粥稠时，添入红枣、牛奶、红糖等，再用小火稍煮，即可享用。

保健功效：此粥营养丰富，含有大量的蛋白质以及多种维生素，可和胃健脾，滋阴生津。经常食用能够保持肌肤光滑鲜嫩。

4. 雪里红蛋羹

配料：鸡蛋 2 个，雪里红 50 克，虾皮 15 克，精盐、味精、胡椒粉、香油等调味品适量。

做法：把雪里红置于清水中浸泡 20 分钟左右，捞出洗净，沥干水分，切成细末。虾皮洗净后剁碎。鸡蛋打碎后置于碗中，添入少许精盐、胡椒粉，再加入适量清水，搅拌均匀。把雪里红末、虾皮碎末一起倒入鸡蛋液中，搅拌均匀，一同置于蒸锅内，开大火蒸 15 分钟左右后取出，淋入少许

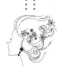

香油，添入味精，即可享用。

保健功效：此汤含有丰富的蛋白质、氨基酸、多种维生素和大量的纤维素，可补益脾肾，降脂轻身。

5. 羊奶炖猪蹄

配料：猪蹄 250 克，羊奶 125 克，精盐 10 克。

做法：猪蹄洗净、去毛，切成两半。锅置于火上，加清水适量，开大火煮沸后，放入猪蹄，锅加盖，转为小火慢慢炖煮，直至猪蹄烂熟，最后添入羊奶、精盐，搅拌均匀，待到再次煮沸后，即可食用。

保健功效：这道菜肥而不腻，补而不滞，营养可口，和胃养阴，养血濡筋。不仅能及时补充人体所必需的氨基酸，还能保持肌肤的光滑嫩白，经常食用，对肌肤保养很有效果。

干果

1. 核桃

核桃是我们最常食用的养生食物之一，很多人都知道它具有益智补脑的功效。其实，核桃的功效远不止如此。研究发现，核桃中具有多种不饱和与单一非饱和脂肪酸，能有效降低人体胆固醇，除此之外，核桃还有补气养血、润燥化痰、温肺润肠、散肿消毒等功能。核桃仁中含有大量的维生素 E，可使细胞免受自由基的氧化损害，是医学界公认的抗衰老物质。在民间，核桃有着"万岁子""长寿果"之称。经常食用核桃仁对中老年人常见的由肾虚引起的失眠有着不错的缓解功效。经常感到头晕乏力、失眠心悸、食欲不振、记忆力差、腰膝酸软的中老年人，每天早晚各吃几个核桃仁，可起到滋补疗养的养生功效。不过，核桃含油脂多，火性大，过量食用会导致人恶心呕吐，或是出现目赤肿痛等上火症状。因此，食用核桃要适量，正在感冒或是有发炎、上火、腹泻等症状的人尤其不宜多吃。另外，需要提醒大家一下，核桃仁表面的褐色薄皮很有营养，吃的时候不要剥掉。

核桃仁粥

配料：核桃仁 50 克，大米 100 克。

做法：将大米淘洗干净，核桃仁捣碎，然后将二者一同置于锅中，加水适量，开大火煮沸，然后转为小火慢慢炖煮，至米烂粥好，即可食用。

保健功效：健脑补肾，养血益智。

2. 腰果

腰果因其外形呈肾形而得名，果实成熟时香飘四溢，甘甜清脆，是世界著名的四大干果之一。腰果营养丰富，既可以当成零食食用，也可以做成美味佳肴，其中的蛋白质含量高达 21%，含铁量更是牛肉的两倍。另外，腰果含有丰富的油脂，不仅可以润肠通便，对于润肤美容、延缓衰老也有独特的功效。腰果中维生素 B_1 的含量仅次于芝麻和花生，可以有效补充体力、改善人体疲劳状态。经常食用腰果，可以有效提高机体的抗病能力，增进性欲。但是需要注意，胆功能严重不良者或是肠炎腹泻患者、肥胖及过敏者不宜多食用腰果，以防引起其他不良反应。

密瓜腰果鸡丁

配料：鸡胸 2 块，哈密瓜 1/4 个，腰果适量，食盐、料酒、鸡精等调味品适量。

做法：将鸡胸洗净，去掉筋膜，切成大小适宜的块状，置于盆中，加入适量料酒、淀粉，用手抓匀。将蜜瓜切成同鸡丁一样大小的块状。腰果入油锅，用小火煎炸至表面微黄，取出。再将锅内放油，油热后放入鸡丁翻炒至熟，然后添入蜜瓜丁，一边翻炒，一边搅拌（密瓜翻炒的时间不宜过长，否则出水后会影响口感）。然后加入适量的盐和鸡精，搅拌调味，放入炸好的腰果，快速翻炒几次，搅拌均匀后即可出锅（翻炒时动作要快，时间要短，否则腰果就没有酥脆的口感了）。

保健功效：润肤养颜，补充营养。

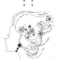

3. 碧根果

碧根果是美国山核桃的果实，外壳很脆，很好剥，其肉质介于大核桃和小核桃之间。核仁肥大，酥脆可口，味甜而香。碧根果含有丰富的蛋白质、氨基酸和维生素，所含的大量微量元素锌和锰更是脑垂体的重要成分，经常食用，有益于补充脑部营养，健脑益智、补脑强身，同时还可降低血脂。神经衰弱患者或是失眠者，可于每日早晚各吃几个，滋补疗效明显。

虽说碧根果有诸多的好处，但是也不宜进食过多，每天最好不要超过5个，否则，不仅会发胖，还会影响血脂。碧根果的常用食用方法是将果仁碾碎，在做糕点时放进去，或是加在牛奶、酸奶、冰淇淋里，做成坚果乳、坚果奶等，味道别致，香甜可口。另外，还可以用碧根果的果仁碎末做调味料，在熬汤煮粥时，撒上一些，可增加菜肴的香味。

圣女果碧根果酥饼

配料：圣女果干35克，碧根果仁25克，低筋面粉100克，糖粉30克，杏仁粉15克，玉米粉13克，黄油45克，蛋白25克，泡打粉适量。

做法：将圣女果干和碧根果仁一起置于搅拌机中粉碎成碎屑状，然后将低筋面粉、泡打粉和糖粉放在一起，添入杏仁粉、玉米粉和黄油，用手揉搓成均匀的松散状，添入蛋白以及碎屑状的圣女果和碧根果，然后用手揉成均匀的面团。将面团放在保鲜袋中，用擀面杖擀成薄片状，置于冰箱中冷藏2小时，然后用模具进行切割造型，置于烤箱，烘烤约20分钟后，关火，用余温稍微焖5分钟即可。

保健功效：营养丰富，味道香甜。适合于肾虚、神经衰弱、气血不足者食用。

4. 花生

花生含有大量的脂肪和蛋白质，营养价值丰富。研究发现，花生的脂肪含量为44%～45%，蛋白质含量为22%～36%，有助于增强饱腹感，减

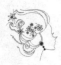

少进食量。另外花生还含有硫胺素、核黄素、尼克酸等多种维生素，尤其是含有人体必须的氨基酸，能够促进脑细胞发育，增强记忆，是结核病人及肿瘤患者颇佳的食疗品。但由于花生是高脂肪、高热量的食物，患有痛风、胃溃疡、慢性胃炎、糖尿病、肥胖症的人群都应尽量避免食用。

酒鬼花生

配料：花生 300 克，干辣椒 6 个，花椒粉、食用油、食盐、辣椒粉适量。

做法：将花生洗净后置于温水中浸泡 1 个小时，然后取出去皮，放在保鲜袋中，置于冰箱冷冻 8 个小时。锅置于火上，倒入适量食用油，油热之后，将冻过的花生放入，并不断搅拌至花生表面呈金黄色，然后捞出，沥干油分。将锅中留下的少许油加热，放入干辣椒和炸过的花生，添入花椒粉、辣椒粉、食盐，搅拌均匀，即可出锅。

保健功效：香酥可口，味道诱人，补充营养，增强抵抗力。

5. 开心果

开心果含有大量的维生素 E，具有较强的抗氧化作用，同时保护不饱和脂肪酸，使其免于被氧化。另外，开心果中还含有较丰富的叶黄素。叶黄素同样是一种强烈的抗氧化剂，可以防止视网膜黄斑病变。开心果中的油酸，则可以有效保护人体心脑血管。开心果中的膳食纤维是其有别于其他坚果最大的特征，经常食用，能够调节血压、延缓衰老，平衡饮食中食盐过多带来的负面效应。

蜂蜜开心果饼干

配料：蜂蜜 50 克，面粉 120 克，开心果 20 克，无味色拉油 30 克，泡打粉适量。

做法：将开心果，捣烂成碎屑状备用。将蜂蜜和色拉油混合并搅拌均匀，添入面粉、开心果，拌匀并揉成面团，然后用保鲜膜把面团卷起来放入冰箱冷冻至硬，最后取出切成薄片，置于烤箱中烤 15 分钟左右即可。

保健功效：营养美味，补虚养生。

6. 榛子

榛子本身富含油脂以及脂溶性的维生素，营养易被人体吸收，其中的维生素 E 含量更是高达 36%，能够有效延缓衰老、防治血管硬化、润泽肌肤。虽说榛子富含油脂，但这些油脂都是对人体有益的，而且易于细胞吸收，可以降血压、降血脂、保护视力以及延缓衰老，对于久病体虚、饥饿的人群都有很好的补养作用。榛子中还含有抗癌化学成分——紫杉酚，这种物质能够改善及治疗卵巢癌和乳腺癌等，对于延长患者的生命期、缓解病痛都有非常好的作用。榛子含有纤维素、钙、镁、锌、叶酸等营养成分，是难得的营养全面的健康食物，经常食用，可有助于保持营养均衡。中医认为，榛子具有补脾胃、益气力、明目的作用，对于消渴、夜尿多等肺肾不足的症状颇有益处。日常生活中我们可以将榛子炒着吃或煮粥、煲汤时添入。需要注意，榛子性质偏温热，过量食用容易上火，通常情况下，每周吃 5 次，每天吃 25~30 克的量较为合适。

榛子曲奇饼干

配料：榛子 25 克，高筋粉、低筋粉各 15 克，鸡蛋 10 克，细砂糖 15 克，黄油 25 克。

做法：将榛子和细砂糖倒入料理机中，反复打磨成细粉备用。将黄油和盐倒入大碗中，搅拌至松发，再倒入备用的榛子粉，搅拌成蓬松状，最后添入打碎的鸡蛋、面粉，搅拌均匀，稍微放置片刻后，装入裱花袋，然后在烤盘上挤出各种花型，放入烤箱约 15 分钟至表面金黄，即可出炉。

保健功效：美味香甜，可口诱人，补充人体能量和蛋白质。

7. 松子

松子是松树的种子，又称海松子。松子富含脂肪、蛋白质、碳水化合物、棕榈碱、挥发油等，具有润肠通便的功效，缓泻且不伤正气。李时珍对松子有很高的评价，在《本草纲目》中提到："海松子，释名新罗松子，气

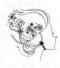

味甘小无毒；主治骨节风，头眩、去死肌、变白、散水气、润五脏、逐风痹寒气，虚羸少气补不足，肥五脏，散诸风、湿肠胃，久服身轻，延年不老。"经常食用松子，能够强壮筋骨、消除疲劳、降脂降压，有效预防心血管疾病，尤其适合于年老体弱、产后体虚或是便秘者食用，对老年人保健有极大的益处。女性经常食用，能够起到很好的软化血管、延缓衰老、润肤美容的作用。松子中磷和锰含量很高，能够良好地补益大脑神经，是学生和脑力劳动者的健脑佳品，经常食用还能对老年痴呆症起到良好的预防作用。松子一般以炒食、煮食为主，不论年老年少，皆可食用。不过需要注意存放时间和存放方式，产生"油哈喇"味的松子，不宜食用。

松仁玉米

配料：甜玉米 1 包，青豆适量，胡萝卜半根，松仁 2 大勺，盐少许。

做法：将玉米和青豆洗净后置于沸水中，焯一下备用。胡萝卜洗净后切成和玉米、青豆大小相等的颗粒备用。将锅置于火上，倒入少许油，油热之后，放入青豆粒、玉米粒、胡萝卜粒、松仁，快速翻炒几下，出锅之前添入适量食盐，搅拌均匀，即可享用。

保健功效：此道菜中的玉米含有大量钙质以及丰富的卵磷脂和维生素E，具有降低胆固醇、延缓衰老以及防止脑功能退化的功效，经常食用，能够耳聪目明、头脑灵活。

蜂蜜

蜂蜜是蜜蜂从开花植物的花朵中采得的花蜜并经过在蜂巢中的酿制而成的一种蜜。蜂蜜是一种天然食品，味道甘甜，其中所含的单糖，甚至不需要经过人体的消解就可以直接被细胞吸收利用，对女性、幼儿、老年人来说，都是非常好的保健品，因而也被称为"老人的牛奶"。蜂蜜含有多种维生素、矿物质和氨基酸，具有良好的保湿润泽性。女性通常用蜂蜜来调制面膜、制作滋养乳液，以保持肌肤嫩滑紧致、有弹性，提供身体养分。蜂蜜对于肌肤的呵护可以说是纯天然的，没有刺激性，而且效果明显。可将蜂蜜加在适量面粉中，搅拌均匀成糊状，洗脸后敷于脸颊，保持半个小时后，用温开水洗净。另外，蜂蜜也可以被用来消除粉刺。把脸洗干净后，用棉签蘸取少量蜂蜜，直接均匀涂抹于粉刺上，能够有效缓解症状，如果在就寝前使用，效果会倍增。蜂蜜之所以对肌肤保养有如此的功效，是基于其中大量的维生素、氨基酸及多种活性物质，对于调节表层肌肤的内分泌、抑制皮脂腺过多分泌脂肪、改善脂肪酸代谢等的作用都很显著。经常使用蜂蜜敷面，能有效改善血液循环、增强毛细血管功能、促进血液运送营养到皮肤表层的能力。除此之外，蜂蜜良好的抑菌杀菌作用，还能有效抑制和杀灭肌肤表层毛囊中的细菌，不但不会促生青春痘，反而还能防治青春痘，从而使皮肤变得光滑细嫩，紧致有弹性。

蜂蜜还可以用来按摩身体，达到美肤的功效。因为蜂蜜的黏性可以有效防止皮肤水分的蒸发，曝晒后出现的脱皮、红痒、疼痛等症状，只要轻轻涂上蜂蜜，并适当按摩，就立即能够得到缓解。如果蜂蜜中加入少许橄榄油，再配合按摩的话，改善效果更佳。经常得到蜂蜜呵护的肌肤，即使原本很粗糙，也可以在不知不觉间变得细嫩，而且充满光泽。洗浴之后，也可以用蜂蜜涂抹全身，尤其是角质层厚的地方，如脚底、膝盖、手肘等部位，肌肤会逐渐变得嫩白光滑、紧致清透。

蜂蜜除了可以外用，还可以内服。蜂蜜富含营养，其中的维生素和铁、钙等营养，有利于保持身体肠胃系统健康，保健养生。

山楂蜂蜜茶

配料：鲜山楂、蜂蜜各20克。

做法：将鲜山楂洗净后切成薄片，晒干或烘干，然后放入锅中，加水适量，煮半个小时后，过滤取汁，添入蜂蜜，搅拌均匀，即可饮用。可代茶饮，频频饮用，或是一早一晚分服，养生效果非常显著。

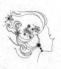

保健功效：活血降压、改善积食状况。对于各种高血压、冠心病、高脂血症患者，都有良好的保健功效。

大枣

1. 大枣桂莲粥

配料：糯米、大枣、莲子各适量。

做法：将淘洗净的糯米、大枣、莲子一同入锅加水适量，先用旺水烧开，再转用文火煮熟，待煮至浓稠时加入桂圆肉和适量冰糖，再稍煮一会儿即可食用。

保健功效：此方具有生津润燥、安神养血之功效，适用于心脾两亏、气血不足、食欲不振、四肢无力、失眠多梦等症。

2. 红枣菊花粥

配料：红枣10颗，黑米100克，菊花15克。

做法：将黑米淘洗干净后置于锅中，加水适量，添入大枣，开大火煮沸，待粥煮至七八分熟时，添入菊花，再稍煮片刻，即可享用。也可以依据个人口味，添加适量红糖。

保健功效：健脾补血、清肝明目，经常食用可起到养颜美容、祛斑保湿的作用，使面部肤色红润，保健防病，健康养生。

3. 薏米红枣粥

配料：薏米50克，红枣10枚，糯米100克，红糖适量。

做法：将薏米、糯米分别淘洗干净，置于清水中浸泡2个小时，捞出后沥干。红枣洗净备用。而后将薏米、糯米一同放入锅中，倒入清水800毫升，开大火煮沸后转为小火慢炖，添入红枣，熬至米粒糊化成粥状，即可盛出食用。也可依照个人口感适量添加红糖。

保健功效：暖脾胃，补中益气。对于女性面色和气血有很好的改善作用。

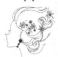